*Diagnose: KREBS*

AF222506

In diesem Buch wird eine *Krebsentstehungs-Hypothese* vorgestellt. Dabei werden die Vorgeschichte einer malignen Erkrankung und die während dieser Zeit sich einstellenden Fehlentwicklungen im menschlichen Organismus untersucht. Im Zentrum steht Adrenalinmangel als Ursache der Krebsentstehung durch Erschöpfung des chromaffinen Systems nach langandauerndem Streß der unterschiedlichsten Art. Ferner wirken ein gestörtes Säure-Basen-Gleichgewicht und die Schwächung der Immunabwehr krebsfördernd. Die Störung des Zusammenspiels von Adrenalin und Insulin, dadurch bedingte Glykogenüberfüllung und Sauerstoffnot der Zellen, ein anaerober, also eingeschränkter Zellstoffwechsel als Notprogramm sind die internen Befunde. Es wird darüber hinaus eine auf dieser Krebsentstehungs-Hypothese basierende *Therapie* vorgestellt, die sich die Heilung des Organismus von einer malignen Erkrankung als Ziel setzt. Das Buch ist durchaus für eine breitere Öffentlichkeit bestimmt und enthält neben dem medizinischen Kernthema einige historische und allgemeine Bezüge.

*Dr. med. Waltraut Fryda* hat Medizin an den Universitäten Jena, Berlin und Innsbruck studiert. Sie hat sich relativ früh dem Thema Krebs zugewandt und über Jahre seine Entstehung untersucht, was schließlich zu einer plausiblen Hypothese führte, die auf vielen wissenschaftlichen Veranstaltungen, in Vorträgen und Veröffentlichungen dargelegt wurde. Sie wendet selbst seit Jahrzehnten die aus der Krebsentstehungs-Hypothese hervorgegangene Therapie bei Krebs-Patienten erfolgreich an.

*Wer das Ziel kennt, kann entscheiden,*
*Wer entscheidet, findet Ruhe,*
*Wer Ruhe findet, ist sicher,*
*Wer sicher ist, kann überlegen,*
*Wer überlegt, kann verbessern...*
                                    *Konfuzius*

Dem Andenken meiner Söhne,
Thomas und Axel,
gewidmet.

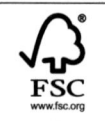

*Waltraut Fryda*

# *Diagnose: KREBS*

Wie entsteht Krebs?
Wie kann er behandelt werden?
Eine Hypothese und erfolgversprechende Therapie

Bibliographische Information Der Deutschen Bibliothek:
Die Deutsche Bibliothek verzeichnet diese Publikation in der
Deutschen Nationalbibliografie; detaillierte bibliografische Daten
sind im Internet über http://dnb.ddb.de abrufbar.

2003/2004 Neuausgabe 1. Auflage
2016 formal verbesserte 2. Auflage
© 2003, 2016 Waltraut Fryda
Design: Heinz J. Eimer, Konstanz
Herstellung und Verlag: BoD - Books on Demand, Norderstedt
Printed in Germany
Dieses Buch wurde im On-Demand-Verfahren hergestellt.
Originalausgabe
ISBN 3-8334-1021-5

# Inhalt

Biologie ist die heute dominierende Wissenschaft; kurze Entwicklungsgeschichte der Biologie; die Zelle als Baustein des Lebendigen; Biologie
und Medizin sind keine „exakten" Wissenschaften; die vorgestellte
Krebsentstehungs-Hypothese und die Therapie stehen *nicht* außerhalb
der Schulmedizin, sie sind *nicht* alternativ, beide basieren auf durchaus
naturalistischer Grundlage.

Leben ist ein offenes System, fern vom thermodynamischen Gleichgewicht; Grundbaustein ist die Zelle; Leben ist stets vielfältigen Bedrohungen ausgesetzt, von Mikroorganismen bis zu falscher Ernährung rei-
chend, von physischen bis zu psychischen Einwirkungen; die Tatsache
des Überlebens macht Behauptungsstrategien plausibel, die sich evolutiv entwickelt haben; dennoch kommt es zu Krankheit und vorzeitigem
Tod; Krebs ist eine zunehmende Krankheit, sehr häufig leider mit tödli-
chem Ausgang.

Eine kurze Begriffsbestimmung; gutartige (benigne) und bösartige (ma-
ligne) Zellveränderungen; welche Eigenschaften unterscheidet eine
Krebszelle von einer normalen Zelle? verschiedene Ausprägungen von
Krebs; gesicherte Risikofaktoren.

Die molekulare Sicht; das klassische Dogma der Krebsentstehung: Tumorsuppressorgene vs. Onkogene; Zweifel am klassischen Dogma
durch verwirrende, teils widersprechende Erkenntnisse in Tumorzellen;
Chaos bei Chromosomen, jedoch kein allgemeiner Struktur- und Funktionszerfall der Krebszelle.

Adrenalinmangel als entscheidende Ursache der Krebsentstehung; Erschöpfung des chromaffinen Systems durch langandauernden Streß; gestörtes Säure-Basen-Gleichgewicht; Schwächung der Immunabwehr;
Störung des Zusammenspiels von Adrenalin und Insulin; Glykogenüber-

füllung und Sauerstoffnot der Zellen; anaerober, also eingeschränkter Zellstoffwechsel als Notprogramm.

Fernsymptome, die von einem Tumor oder seinen Metastasen auf humoralem Weg ausgehen; ACTH; Wachstumshormon; Thyreotropin; Calcitonin; Follikel-stimulierendes Hormon; Luteinisierendes Hormon; ins Bild passen die ektopische Bildung von Erythropoetin, ferner Hypoglykämie und Kachexie.

pH-Wert; gesetzmäßige Wechselwirkung des Blut-pH-Werts und Gewebe-pH-Werts; gestörter Säure-Basen-Haushalt des Organismus ist Ursache fast aller chronischer Leiden; saures Milieu des Gewebes beeinträchtigt die Zellatmung, fördert die Entstehung erster maligner Zellen; zunehmende Alkalisierung des Blutes gefährdet die Stabilität vieler lebenswichtiger Hormone, insbesondere des Adrenalins.

Streß und Stressor; Hyperstreß und Hypostreß, Eustreß und Disstreß; Streß ist notwendig, kann schädlich sein – ein Gleichgewichts-Phänomen; unterschiedliche Modelle; das dreiphasige Allgemeine Adaptionssyndrom (Selye Syndrom); die Erschöpfungsphase als Dreh- und Angelpunkt der Krebsentstehungs-Hypothese; physische und psychische Stressoren; oxidativer Streß; die besondere Streßsituation des Krebs-Patienten.

Es werden Persönlichkeitsmerkmale, nicht aber erbliche Veranlagungen erörtert; bereits die Antike kannte Choleriker, Melancholiker, Phlegmatiker und Sanguiniker; heute unterscheidet man zwei Angsttypen: den Vagotoniker und den Sympathikotoniker; ein Krebs-Patient ist in seinen Persönlichkeitsmerkmalen ein Vagotoniker; entscheidend sind die Streßbewältigungs-Strategien.

Die vielfältigen Ursachen für eine Krebserkrankung wirken über viele Jahre; Krebs-Patienten und ihre „leere" Anamnese; die über Jahre sich verändernde Immunlage läßt vier Phasen der Krebsentstehung erkennen: Normergie, Allergie, Hyperergie, Anergie.

Am Anfang stehen Darmsanierung und eine krebsfeindliche Diät.

Dem Tumor muß das saure Milieu entzogen werden; zur Gewebeentsäuerung wird optisch rechtsdrehende Milchsäure RMS verabreicht, was zunächst paradox erscheinen mag; auf dem Höhepunkt der „Umstimmungsreaktion" ist der Patient „stocksauer"; Rechtsmilchsäure regt die Adrenalin-Produktion an und neutralisiert gleichzeitig die toxische Linksmilchsäure zu racemischer Form.

Da ein Injizieren von Adrenalin kontraproduktiv ist, muß die Eigenproduktion des Hormons angeregt werden; dies geschieht mittels geeigneter Zell- und Organpräparaten.

Um die Zerstörung von Tumor-Partikeln zu erleichtern, empfiehlt es sich, kombinierte Präparate von Verdauungsenzymen zu verordnen; eine Zufuhr der Vitamine A, B und C ist ebenfalls zu empfehlen.

Die Gabe von gegengeschlechtlichen Hormonen bei Sexualhormonabhängigen Tumoren ist bedenklich; Substitution von Östrogen und Gelbkörperhormon bei Patientinnen kann günstige Wirkung haben; keine Gabe von Sexualhormonen bei Tumoren mit entsprechenden Rezeptoren.

Kaum Belastungen für den Patienten; im Mittelpunkt steht die Entstehungsgeschichte der Krebskrankheit; Behandlungsmotiv und Behandlungsziel sind immer klar: Anregung der Adrenalin-Produktion und damit eine Normalisierung des Zellstoffwechsels.

Beim Krebsgeschehen könnte sich in Zukunft der Blick mehr auf die Krebsentstehung richten und weniger auf die Krebszelle. Weitere Aufgaben wären dann: ausgeweitete, begleitende Labortests zur Therapie-Verlaufs-Kontrolle und darüber hinaus Mess-Parameter für Langzeitstudien zur Krebsentstehung.

Der Einzelne unterliegt vielfältigen gesellschaftlichen Zwängen, die in Kollision geraten mit unserer genetischen Ausstattung, z.b. den Streß-bewältigungs-Mechanismen; nur schwer oder gar nicht zu umgehende sozio-kulturelle Gegebenheiten liegen in vielen Fällen den Ursachen der Krebsentstehung zugrunde; nur das Wissen um Zusammenhänge führt weiter.

## 1. Vorwort

Im Frühjahr 2003 ist die Absicht entstanden, eine grundlegende Überarbeitung meines im Jahr 1984 erstmals veröffentlichten Buches über die Entstehung der gefürchteten Krankheit Krebs vorzunehmen. Obschon in der Zwischenzeit viel an unschätzbaren praktischen Erfahrungen in der *Therapie* hinzugekommen ist, hat sich an der *Krebsentstehungs-Hypothese* selbst im Kern nichts geändert und das Interesse daran ist nach wie vor ungebrochen, ja nimmt sogar stetig zu. Der Entschluss zu einer Neuausgabe nach nunmehr neunzehn Jahren ist vor dem Hintergrund dieses die Menschen bewegenden, großen Themas leicht verständlich, wie ich glaube. Zudem bin ich mehr denn je davon überzeugt, einen richtigen Weg gewiesen zu haben und selbst auch gegangen zu sein: mein Maßstab sind die Patienten, denen ich in all den Jahren helfen konnte.

Diese Neuausgabe erhielt zunächst eine komplett neue Struktur – einerseits, um dem Laienpublikum das Lesen zu erleichtern, andererseits aber auch, um dem breiter Interessierten mehr in die Tiefe gehende Details nicht vorzuenthalten, die nicht an allen Stellen streng sachbezogen sind, sondern auch manchmal historische oder sonstige Bezüge herstellen. Ich hoffe, dies ist mit der Wahl zweier unterschiedlicher Schriftgrößen im Haupttext gelungen: man kann das kleiner Geschriebene zunächst getrost überlesen, ohne daß damit der innere Zusammenhang verlorengeht. Ferner wurde ein relativ ausführliches Glossar angefügt, in dem versucht wird, alle nicht zu vermeidenden Fachbegriffe ein wenig zu erläutern. Laie und Arzt mögen das in sicher unterschiedlicher Weise benötigen, der eine vielleicht mehr, der andere eher weniger.

Die einzelnen Unterthemen wurden deutlicher herausgestellt, was sich in einer klareren Gliederung niederschlägt – auch damit hoffe ich, das Verständnis der manchmal etwas komplizierten Materie zu fördern.

Ferner wurden inhaltlich neue Schwerpunkte gesetzt, was bei den Kapiteln zum *Immunsystem*, zum *Säure-Basen-Haushalt*, zu *Streß*, vor allem aber zur *Therapie* deutlich wird. Und schließlich mag der Leser neue Gedanken entdecken, auch ganz neue Kapitel wie das über *Die typische Krebspersönlichkeit* oder jenes *Kann man sich vor Krebs schützen?*.

## 2. Einführung

Zum Zeitpunkt der Neuausgabe dieses Buches (2003) jährt sich zum fünfzigsten Mal die bahnbrechende Entdeckung der Doppelhelix-Struktur des Erbguts, der DNA (engl. *deoxyribo nucleic acid* Desoxyribonucleinsäure), durch *Crick* und *Watson*.[1] In diesen fünfzig Jahren sind ungeheure Fortschritte speziell in der Molekularbiologie gemacht worden, zum allgemeinen Nutzen nachgeordneter Disziplinen wie der Medizin. Waren es vordem noch die großartigen Erkenntnisse der modernen Physik und Chemie, die unsere Sicht auf die Welt von Grund auf veränderten, so ziehen uns seither nicht minder die Forschungsergebnisse der Biologie in ihren Bann, nicht zuletzt deswegen, weil sie uns *emotional* mehr zu bewegen in der Lage sind als neue Einsichten z.B. bei Superstringtheorien oder parallelen Universen, so beeindruckend diese auch sind. Während in der ersten Hälfte des 20. Jahrhunderts die Physik eindeutig die führende Wissenschaft war, so ist man sich darin einig, daß in der zweiten Hälfte die Biologie ihr diesen Rang abgelaufen und diese Dominanz heute eher noch zugenommen hat. Moderne Physik und Chemie haben unser *Weltbild* von Grund auf verändert, die moderne Biologie und Medizin verändern jetzt unser *Menschenbild*.

Was ist Leben, wie ist es entstanden, wie funktioniert unser Organismus, und weiter: was ist Geist, gibt es eine Seele, wie ist unser Gehirn organisiert, was ist Bewußtsein und freier Wille – das alles sind Fragen, die unmittelbar jeden von uns berühren und deren Antworten uns nicht gleichgültig sein können, werden sie doch eher früher als später ganz fundamental unsere sozialen und ethisch-moralischen Wertvorstellungen erschüttern. Die Humanmedizin ist davon in ganz besonderer Weise betroffen, denkt man nur an die Debatten über Präimplantations-Diagnostik, Stammzellgewinnung, aktive Sterbehilfe, Gentherapie, Klonen, Schuldbegriff im Strafrecht angesichts neuerer Ergebnisse der Hirnforschung, um nur wenige aktuelle Beispiele zu nennen, die fast täglich in den Medien Schlagzeilen machen. Große Hoffnungen setzt man ferner in bahnbrechende Neuerungen bei der Bekämpfung unterschiedlicher, heute noch nicht zu kurierender Krankheiten, seien es Infektionskrankheiten, Erbkrankheiten – oder Krebs.

Die Medizin konnte von den großen Fortschritten in der Cytologie (wissenschaftliche Erforschung der Zellen) enorm profitieren und dennoch sind die dominierenden Behandlungsmethoden bei Krebs, nach allgemeinem laienhaften Verständnis ja eine bösartige Entartung von Zellen, die sogenannten Primärtherapien, also Operation, Bestrahlung und Chemotherapie. Muten diese Vorgehensweisen nicht eher „mechanistisch" an? Der Mensch eine Maschine, die man einfach repariert? Das ähnelt dem Entfernen eines defekten Teils (Tumor) am Motor (Organismus), um das Auto (Mensch) wieder flott zu machen. Jedenfalls wird der Mensch oft wie eine Maschine behandelt, was um so absurder erscheint, als ein menschlicher – auch tierischer – Organismus, ja sogar schon ein Einzeller jede bisher vom Menschen erschaffene Apparatur einschließlich der schnellsten Computer oder der kleinsten Nanomaschinen an Komplexität, Originalität, Eleganz oder Vollkommenheit bei weitem übertrifft. Gewiß, die Evolution hatte Jahrmillionen an Zeit zur Verfügung; gemessen an solchen Maßstäben ist der Zeitaufwand, den die moderne Wissenschaft in die Forschung bisher investierte, verschwindend gering – wir stehen gerade erst am Anfang beim Verständnis der Entwicklungsschritte und der vielfältigen Ausprägungen des Lebendigen.

Die ältesten Fossilien – Cyanobakterien, Mikroorganismen mit prokaryontischem Zellaufbau, die Photosynthese ausführen, also unter Freisetzung von Sauerstoff – sind etwa *3,5 Milliarden Jahre* alt. Es dauerte beinahe zwei Milliarden Jahre, bis die ersten wirklichen Zellen mit Kern – Eukaryonten – entstanden sind, von denen wir alle abstammen.[2]
Die Anfänge der wissenschaftlichen Revolution, eingeleitet mit der *Kopernikanischen Wende*, liegen nur etwa *500 Jahre* zurück. Es war kein gerader Weg bis heute. Was zunächst mit der Mechanisierung des Weltbildes[3] begann und mit den Namen *Kopernikus, Galilei* und vor allem *Descartes* und *Newton* verbunden ist, fand zunächst viele Befürworter. *Descartes* ging zwar noch nicht so weit, dem Menschen eine Seele abzusprechen, jedoch schon Tiere waren für ihn bloß noch Automaten. Später sollte der *Cartesianismus* mit *Julien Offray de La Mettries L'homme machine* (1749) seinen Höhepunkt erreichen. Doch traten Gegner auf den Plan, die sich mit mechanistischen Erklärungen nicht abfinden konnten. Es entwickelte sich schon frühzeitig im 17. Jahrhundert der *Vitalismus,* der Glaube, daß „Lebewesen über eine besondere Lebenskraft oder Lebenssubstanz verfügen, die der unbelebten Materie fehlt".[2] Man war zwar nicht in der Lage, diese Lebenskraft zu analysie-

ren, doch man bestand entschieden auf einem grundlegenden Unterschied zwischen unbelebter Materie und lebenden Organismen. Der *Vitalismus* wurde schließlich überwunden durch den *Darwinismus* mit seinen Prinzipien von Variation und natürlicher Selektion (*Charles Darwin, Entstehung der Arten*, 1859) und die moderne Genetik und ihr Konzept des genetischen Programms. Leben als ein sich selbst organisierender Prozeß benötigt zur Erklärung keine besondere Lebenskraft.

Die Biologie ist ein Paradebeispiel dafür, wie sich zwei antagonistische Betrachtungsweisen versöhnen lassen, die beide für sich alleine genommen nicht ausreichen, das Phänomen Leben zu erklären. Gemeint sind insbesondere *Reduktionismus* und *Holismus*. Der *Reduktionismus*, nach dem komplexe Phänomene auch der belebten Welt auf ihre kleinsten Bestandteile reduziert werden und deren Kenntnis dann alleine schon genügen soll, um höhere Integrationsebenen jener komplexen Systeme erklären zu können, führte zwar auch in der Biologie zu großen Erfolgen (die Zelle als Einheit alles Lebendigen, die universelle molekulare Struktur der DNA usw.), konnte aber das Lebendige selbst nicht erklären, weder im Einzeller noch gar in höheren Lebensformen. Auf dem Weg zu immer kleineren Bestandteilen auf immer tieferen Ebenen schien etwas verlorenzugehen. Die *holistische* (ganzheitliche) Sichtweise andererseits bringt uns der Lösung der Probleme auch nicht näher. Das „Ganze sei mehr als die Summe seiner Teile" klang immer ein wenig metaphysisch. Heute weiß man, daß „in einem strukturierten System auf höheren Integrationsebenen neue Eigenschaften entstehen, die sich nicht aus der Kenntnis der Bestandteile niedrigerer Ebenen ableiten lassen".[2] Man spricht auch von emergierenden Eigenschaften bzw. von *Emergenz*, der nichts Metaphysisches mehr anhaftet. Ich werde später auf diesen wichtigen Gedanken zurückkommen.

Es soll hier aber keineswegs einer all zu simplen Betrachtungsweise Vorschub geleistet werden; Leben ist hochkomplex, insbesondere gibt es wohl kein komplexeres System als das lebende menschliche Gehirn mit seinen etwa einhundert Milliarden Neuronen, die einzeln tausendfach vernetzt sind. Es sei lediglich hervorgehoben, daß zumindest im Prinzip ein Verständnis des Lebendigen erreicht werden kann.

Doch zurück zum eigentlichen Thema. Die äußerst komprimierte Abschweifung in die Entwicklungsgeschichte der Biologie, der Wissenschaft vom Leben, erschien mir notwendig, um dem Leser meinen Standpunkt näherzubringen. Die vorgestellte Hypothese zur Krebsentstehung (Karzinogenese) verfolgt keinen *alternativen* Ansatz in dem modischen Sinne, wie das zuweilen verstanden wird: losgelöst von der Schulmedizin und jenseits wissenschaftlich fundierter Erkenntnisse. Es geht nicht um Außenseitermedizin. Im Gegenteil. Ich versuche, dem Leser ein Verständnis biologisch-medizinischer Zusammenhänge zu vermitteln – wie definiert sich Gesundheit und Krankheit beim Menschen und insbesondere, mit Blick auf das so gefürchtete Leiden Krebs, wie entsteht die Krankheit, wie entstehen maligne Tumore und – wenn man die Entstehungsgeschichte verstanden hat – wie kann man dieses Verständnis umsetzen in eine Therapie, die ansonsten ganz andere Wege geht. Darüber hinaus eröffnet sich die Möglichkeit der Prävention bei all denen, die sich vielleicht gesund fühlen, deren Krebsentstehung aber nur noch nicht die späte Phase der nachweisbaren Tumorbildung erreicht hat, denn die Vorbedingungen für Krebs nach der hier erörterten Hypothese, gewissermaßen seine Wegbereiter, zeigen sich für den Arzt schon relativ früh. Wenn man zwei Prinzipien ernstnimmt – zum einen möglichst früh den Zeitpunkt des Umschlages von Gesundheit (wie unscharf diese auch immer definiert werden mag) in mögliche Krankheit erkennen und zum zweiten so wenig wie möglich korrigierend, gar zerstörend, in den Organismus eingreifen – dann rückt die Genesis einer Krankheit, hier also Krebs, sofort in den Mittelpunkt. Denn vermeiden ist allemal besser als behandeln.

Es gibt einen wichtigen Punkt, der hier hervorzuheben ist. Die Biologie (und Medizin) unterscheidet sich von den sogenannten exakten Wissenschaften wie der Physik vor allem auch dadurch, daß sie es mit Dingen zu tun hat, die niemals „gleich" sind: jede Pflanze, jedes Tier, auch ein und derselben Gattung, ist unterschiedlich, kein Mensch gleicht exakt dem anderen (Klone einmal ausgespart). Dies gilt umso mehr, als man es bei Mensch und Tier mit *Körper und Psyche* zu tun hat. Jedes Individuum ist unterschiedlichen Einflüssen aus der Umwelt ausgesetzt, die zu nicht immer gleichen Reaktionen und Verhaltensweisen führen, je nach momentaner physischer und psychischer Verfassung usw.. Natürlich versucht ein Arzt „Gleiches" bei Patienten zu erkennen, zu klassifizieren, er könnte sonst keine Krankheit diagnostizieren, aber oft wird die direkte Verknüpfung von Körper und Psyche ignoriert, zu oft spart heute der *objektive* Befund das *subjektive* Empfinden des Patienten aus, bleiben die Suche nach den Ursachen einer Erkrankung, ihre individuelle Entstehungsgeschichte, und damit die Diagnose unvollständig. Auch für Krebs kann man sagen, daß nicht zwei Patienten auf dieselbe Weise krank geworden sind, es gibt stets Unterschiede, wenn auch manchmal noch so geringe. Krebs ist zudem, wie jeder weiß, in unterschiedlichen Ausprägungen zu beobachten, deren Gemeinsamkeit aber wenigstens darin besteht, daß es sich um Entartungen auf Zellebene handelt. Am ehesten „exakt" – wenn auch nicht gerade einfach – beschreiben lassen sich noch die Vorgänge auf eben dieser Zellebene. Die *Entstehung* einer Entartung hängt indes von einer Kette von Faktoren und Ereignissen ab, von gestörten Gleichgewichten und Regelmechanismen, von physischem und psychischem Dauerstreß, alles aus den unterschiedlichsten Ursachen, mit unterschiedlichen Schwerpunkten und manchmal wirklich nur schwer zu durchschauen. Medizin ist eben eine biologische Wissenschaft. All dies respektierend könnte man sagen, ich verfolge eher eine biologische Methode auf durchaus naturalistischer Grundlage – aber keine alternative im modischen Wortsinn.

Die vorgestellte Krebsentstehungs-Hypothese beziehungsweise die daraus abgeleitete Therapie unterscheiden sich von den oben genannten drei heute dominierenden Betrachtungsweisen und Behandlungsmethoden (Operation, Bestrahlung, Chemotherapie) grundlegend. Dabei wird zunächst und vor allem versucht, die Entwicklungsgeschichte einer malignen Erkrankung darzulegen, um daraus die notwendigen Schlüsse zu ziehen, wie man den Organismus sinnvoll unterstützen kann, um *selbst* mit der malignen Erkrankung fertig zu werden, gewissermaßen mit den Waffen aus dem Arsenal der Natur, die an sich doch unvergleichlich wirksam sind. Der Laie sollte sich dabei von dem eindimensionalen Denken lösen, daß eine Krebserkrankung „einfach ausbricht" und die körpereigenen Abwehrmechanismen „einfach nichts dagegen unternehmen". Krebs ist eine systemische Erkrankung und seine Entwicklungsgeschichte ist vielschichtig, wobei ein Tumor schließlich und endlich die manifest gewordene Konsequenz einer Reihe von *vorher* abgelaufenen Fehlentwicklungen darstellt. Wenn man Krebs heute meist durch die o.g. primären Behandlungsmethoden angeht, so mag das in vielen Fällen seine Berechtigung haben, es muß aber gleichwohl hinzugefügt werden, daß man sich mit den späten Symptomen einer systemischen Erkrankung auseinandersetzt, die viele Jahre zuvor ihren Anfang genommen hat, ohne daß man irgend etwas bemerkt haben mag.

Wenn man z.B. nach einer Operation die Fragen beantworten soll, ob man *alle* Zellen eines Primärtumors entfernt hat und ob der Zeitpunkt der Behandlung mit Sicherheit *vor* der Entwicklung von Metastasen lag, so ist das schon schwierig genug, reicht aber selbst bei einer positiven Antwort nicht aus, um einen anhaltenden, wirklich nachhaltigen Behandlungserfolg mit Ausschluß einer Rückkehr der Krankheit (Rezidiv) prognostizieren zu können, so lange man nicht auch die *generelle und individuelle Entstehungsgeschichte* hinreichend erforscht hat, um zugleich Ratschläge geben zu können für eine zukünftig krebsvermeidende, veränderte Lebensweise.

*Entmutigend* in diesem Zusammenhang sind neuere Forschungen[4] vor allem bei Brustkrebs, wonach man gelegentlich Metastasen entdeckt, ohne den eigentlichen primären Krebsherd aufspüren zu können, was der bisher gängigen Ansicht zu widersprechen scheint, daß eine Krebsgeschwulst erst im fortgeschrittenen Stadium Tochterzellen aussendet.

Selbst die heute noch als Fernziel geltende Hoffnung, es werde eines Tages gelingen, Krebs mit immunologischen Mitteln zu besiegen, ist so lange vage, wie man die Entstehungsgeschichte einer Tumorbildung noch nicht verstanden hat, in der ja gerade die Schwächung der Immunabwehr eine große Rolle spielt, wie ich in der hier zu diskutierenden Hypothese ausführen werde. Was nützt es, wenn die Immunabwehr in der Lage wäre, Tumoren als fremd zu erkennen und zu bekämpfen, aber ebendiese Immunabwehr durch langandauernde Einwirkung von Stressoren zu erschöpft ist, diese Aufgabe noch wahrzunehmen?

Die hier vorgestellte Hypothese mag in mancher Hinsicht unvollkommen sein oder in Teilen angreifbar, der wichtigste Prüfstein für sie ist aber, wie bei jeder medizinischen Hypothese, der Behandlungserfolg. Und da ist es mir wichtig, schon jetzt anzumerken: nach jahrzehntelanger Praxis steht der Erfolg der aus der Hypothese entwickelten Therapie auf meiner Seite, wie einige ausgewählte, anonymisierte und zusammenfassende Krankengeschichten, berichtet am Ende dieses Buches, beispielhaft belegen können.

## 3. Leben ist permanent bedroht

Leben ist ein sich selbst organisierender Prozeß, ein sogenanntes offenes System fern vom thermodynamischen Gleichgewicht, dem Stoff und Energie von außen zugeführt werden müssen (Nahrung, Atmung), um seine Funktionen aufrechtzuerhalten. Seine Bausteine sind die Zellen mit je eigenem Stoffwechsel (Metabolismus), angefangen beim Einzeller bis hin zu den Säugetieren einschließlich des Menschen.

> Die Zelle ist die Grundeinheit alles Lebendigen. Ein Virus befindet sich noch unterhalb dieser Schwelle; es besitzt zwar ein eigenes genetisches Programm in Form eines DNA- oder RNA-Moleküls, hat aber keinen eigenen Stoffwechsel und benötigt zu seiner Vermehrung die Enzymmaschinerie einer Wirtszelle. Das Wort „Zelle" wurde schon im ersten Werk der Cytologie, *„Micrographia"* von *Robert Hooke* aus dem Jahr 1665, gebraucht. *Theodor Schwann* bewies 1839, daß die Bestandteile tierischen Gewebes, ganz gleich wie sehr sie sich scheinbar voneinander unterschieden, nichts anderes als modifizierte Zellen waren, nachdem schon zuvor *Meyen* und *Schleiden* zu der Einsicht gelangt waren, daß Pflanzen ausschließlich aus Zellen bestehen: ein bahnbrechender Erfolg des Reduktionismus.[2]

In den höheren Lebensformen haben sich die Zellen strukturell und funktionell stark differenziert, sie sind in unterschiedlichen Zellverbänden organisiert (Hautzellen, Leberzellen, Gehirnzellen, Nervenzellen, Makrophagen usw.) und interagieren auf komplexe Weise miteinander, um ihren unterschiedlichen Aufgaben gerecht zu werden. Zunehmende Komplexität erhöht zwangsläufig die Störanfälligkeit in einer ohnehin vor bedrohlichen Mikroorganismen nur so wimmelnden Umwelt, die fatale Konsequenzen hätte, hätte nicht der Organismus (also die Summe aller Zellverbände mit ihren unterschiedlichen Funktionen, Regelkreisen und Rückkopplungen) im Laufe der Evolution gleichzeitig Mittel und Wege gefunden, Bedrohungen wirksam entgegenzutreten. Eines der faszinierendsten Beispiele, schlichtweg das *Paradebeispiel*, ist jedem bekannt: das Immunsystem, von dem noch zu sprechen sein wird. Dabei muß die Flexibilität der Kontroll-, Korrektur-, Abwehr- bzw. Selbsterhaltungssysteme des Organismus gewissermaßen mindestens so groß sein wie die Variationsbreite möglicher Attacken (z.B. der Bakterien und Viren). Bei einzelnen Individuen, ja einer ganzen Population, manchmal auch nur zu bestimmten zeitlichen Perioden, kann es aber dennoch zu lebensbedrohlichen Situationen kommen, mit denen der Organismus erst nach langer Verzögerung oder gar nicht mehr fertig wird. Ein besonders raffiniertes Beispiel ist die durch Viren erworbene Immunschwäche, deren Krankheitsbild als AIDS (engl. *acquired immune deficiency syndrome*) bekanntgeworden ist, wo allem Anschein nach das Abwehrsystem selbst Ziel der Attacke ist. Wurde bisher vor allem an krankmachende Mikroorganismen gedacht, so gibt es darüber hinaus natürlich eine Vielzahl von „Störungen", die den Organismus vor schwierige Aufgaben stellen. Schon eine auf Dauer ungesunde Lebensweise macht krank: falsche Ernährung (unausgewogen, zu viel Zucker, zu viel Fett mit hohem Anteil an gesättigten Fettsäuren, zu wenig Vitamine, Mineralstoffe und Spurenelemente), Übergewicht, Bewegungsmangel, physischer und psychischer Dauerstreß (Rauchen, Alkoholgenuß, übermäßiges Sonnenbaden, Verlusterlebnisse, andauernde Selbstüberforderung usw.) haben unweigerlich Konsequenzen, die dramatische Formen annehmen können, wie jeder weiß. Unser Organismus besitzt eine erstaunliche Fähigkeit, widrige Umstände für eine gewisse Zeit auszugleichen, eine bewundernswerte „Geduld" ihm zugefügte „Zumutungen" vorerst zu ertragen, so lange, bis ein Punkt erreicht ist, an dem „es nicht mehr geht" – er wird krank.

Eine der gefürchtetsten Krankheiten nach vielen solchen „Zumutungen" ist Krebs, eine maligne Zellveränderung in all ihren vielfältigen Formen, mit deren Entstehung sich die Hypothese beschäftigt. Krebs steht heute an dritter Stelle der häufigsten Todesursachen in den hochindustrialisierten Ländern, nach Infektionskrankheiten und Herz-/Kreislauferkrankungen. In gleichem Maße aber wie Fortschritte bei den zwei letztgenannten Gruppen gemacht werden und dadurch erfreulicherweise die allgemeine Lebenserwartung erhöhen, nimmt die Wahrscheinlichkeit zu, daß in Zukunft Krebs zur häufigsten Todesursache aufrückt. Die Chance für jeden, „seinen" Krebs noch zu erleben, wird also leider größer.

## 4.  Was ist Krebs?

Eine klare Begriffsbestimmung, was Krebs ist, hängt sehr davon ab, ob man lediglich die manifest gewordenen Folgen einer sich über viele Jahre entwickelnden Krankheit ins Auge faßt, oder ob man die Entwicklungsgeschichte, die durchaus Stadien kennt, die sich von denen eines Gesunden in mancher Hinsicht unterscheiden, mit einbezieht. Allgemein üblich ist gewiß die erstgenannte Betrachtungsweise, sagen doch die etablierten Methoden der Primärtherapien, sie bekämpfen Krebs, wenn sie maligne Zellveränderungen auf direktem Wege angehen. Das ist schon richtig – daß Krebs aber lediglich eine Erkrankung der Gene ist, die zu bösartigen Wucherungen führt, gegen die Kontroll-, Korrektur- und Reparaturmechanismen bis hin zum programmierten Zelltod – der Apoptose – wie sie in gesunden Zellen anzutreffen sind, nichts (mehr) ausrichten können, wird nach meiner Meinung dem Problem in seiner Gänze nicht gerecht. Ich glaube, diese reduzierte Fixierung auf ein Geschehen, das sich auf molekularer Ebene abspielt, ist – so wichtig es auch immer sein mag – dennoch nicht ausreichend. Da es aber relativ schwierig ist, einen Zeitpunkt anzugeben, ab dem man von einer Krebserkrankung, oder kurz Krebs, sprechen kann, wollen wir es dabei belassen, daß die Diagnose Krebs dann gestellt wird, wenn der Befund einer, *das Nachbargewebe infiltrierenden, also aggressiven Zellwucherung* gesichert ist.

Damit ist zugleich das wichtigste Merkmal genannt, das eine gutartige (*benigne*) Zellwucherung von einer bösartigen (*malignen*) unterscheidet. Man kennt heute weitere Unterscheidungskriterien, die hier nur stichwortartig angeführt werden sollen. Krebszellen sind gewissermaßen *potentiell unsterblich*, wenn sie nicht aufgrund ihrer genetischen Defekte vorzeitig zugrunde gehen. Gesunde Zellen besitzen eine endliche Zellteilungsrate (etwa fünfzig bis siebzig Mal) und bedürfen eines externen Befehls oder Wachstumssignals, um sich zu teilen, Krebszellen *agieren autonom, denn sie benötigen kein solches Wachstumssignal.* Auf der anderen Seite reagieren gesunde Zellen auf Botenstoffe des benachbarten Gewebes, die eine weitere Teilung verhindern sollen, Krebszellen ignorieren auch diese Signale. Das führt im Extremfall dazu, daß der durchaus sinnvolle Kontrollmechanismus der *Apoptose* (Zellselbstzerstörung), deren Anstoß sowohl aus dem Inneren einer Zelle (etwa bei irreparablen

DNA-Schäden) oder auch von außen, aus welchen Gründen auch immer, kommen kann, *von Krebszellen umgangen* wird. Schlimmer noch, Krebszellen entwickeln sogar die Fähigkeit, ihrerseits „Todesbotschaften" gegen etwaige, anrückende Immunzellen auszusenden, die diese absterben lassen. Sie senden ebenso Signale aus, die das *Einsprossen von Blutgefäßen* in das Tumorgewebe ermöglichen und so die notwendigen strukturellen Voraussetzungen für Nahrungszufuhr (beispielsweise Glukose) und damit weiteres Wachstum schaffen. Und schließlich besitzt ein maligner Tumor die wirklich lebensbedrohliche Eigenschaft, *Tochterzellen auszusenden*, die entfernte, lebenswichtige Organe infiltrieren und Tochtergeschwülste (Metastasen) bilden.

Krebs kann in unterschiedlichen Ausprägungen vorliegen. Man kann heute etwa einhundert verschiedene Krebs*formen* unterscheiden. Ein maligner Primärtumor kann sich in der Lunge bilden ebenso wie in der Leber, im Brustgewebe wie in der Prostata, im Magen, Darm oder Kehlkopf usw.. Es gibt nicht viele Bereiche, die von der Möglichkeit verschont bleiben wie z.B. das Herz und die meisten anderen Muskeln. Wir kennen zudem Unterschiede in der Bösartigkeit bzw. Wachstumsgeschwindigkeit. Der schwarze Hautkrebs (malignes Melanom) ist in dieser Hinsicht besonders gefürchtet. Wann und wo sich ein Tumor entwickelt, hängt von vielen Faktoren ab; man weiß heute mit Sicherheit, daß Tabak- und Alkoholkonsum, vor allem in Kombination, und eine ungesunde Ernährung hohe Risiken bergen. Allein neunzig Prozent aller Lungentumore gehen auf das Rauchen zurück, so gesund auch immer manch sonnengebräuntes Model uns rauchend von den Werbeplakaten entgegenstrahlt. Mit zunehmendem Alter lässt sich ein fast logarithmisch ansteigendes Auftreten von Krebs beobachten. Auch das Wissen über sogenannte virenassoziierte Krebsarten ist in den letzten Jahren gewachsen. Man bringt das Hepatitis-B-Virus mit Leberkrebs in Verbindung, Papillomviren mit Gebärmutterhalskrebs, bestimmte Herpesviren mit Kaposi-Sarkomen, um nur einige wenige Beispiele zu nennen. Dabei können Viren direkt in das Erbgut von Zellen verändernd eingreifen oder auf indirektem Weg Krebs befördern – womit auch gleichzeitig ein Punkt angesprochen ist, der in der hier vorgestellten Krebsentstehungs-Hypothese eine wesentliche Rolle spielt: es sind natürlich unterschiedliche schädigende Noxen vorstellbar, die mit Krebs in Zusammenhang gebracht werden können, eine Hypothese sollte aber ebenso erklären können, warum Menschen bei gleicher Exposition trotzdem keinen Krebs bekommen wie eben andere. Damit sei vorerst nur auf übergeordnete Regelmechanismen hingewiesen, deren Störung oder Außerkraftsetzung einer schließlichen Tumorbildung vorausgehen, welche Risikofaktoren auch immer ihre fatale Chance bekommen mögen.

## 5. Kurze Bestandsaufnahme zum Thema Krebs

Wenn man die bekanntesten Krebsentstehungs-Hypothesen anschaut, so fällt auf, daß vor allem die Erforschung des Krebsgeschehens auf molekularer Ebene in den letzten Jahren enorme Fortschritte gebracht hat. Das hatte ursprünglich vielleicht auch mit dem Wunsch zu tun, ein Krebsgen zu finden, das für bösartige Entartung von Zellen verantwortlich gemacht werden kann. Einmal gefunden hätte man damit gleichsam einen Schlüssel in der Hand, das Leiden zu besiegen. Man muß aber heute einräumen, daß die Verhältnisse leider nicht so einfach liegen: *das Krebsgen, das man an- und abschalten kann, gibt es so nicht.* Es ist alles viel komplizierter, ja regelrecht chaotisch.

Im Zentrum der klassischen Sichtweise stehen Mutationen krebsassoziierter Gene. Es stehen sich zwei Arten von Genen gegenüber: Tumorsuppressorgene und wachstumsstimulierende Onkogene. Während die einen die Zellteilungsrate steuern und Krebs erzeugende Mutationen inaktivieren können, erhöhen die anderen die Zellteilungsrate und ermöglichen, daß krebserzeugende Mutationen dauerhaft einen aktiven Status behalten. Man kennt von diesen krebsassoziierten Genen mittlerweile weit über einhundert, was es auch so schwer macht, im komplexen Wechselspiel ihrer Funktionen den Weg exakt nachzuzeichnen, der schließlich zur Tumorbildung führt. Ja man muß sogar befürchten, daß es diesen *einen* Weg gar nicht gibt, sondern ein kaum durchschaubares System biochemischer Regelkreise in der Zelle gewissermaßen völlig außer Rand und Band gerät. Das klassische Dogma des relativ überschaubaren Antagonismus von Tumorsuppressorgenen und Onkogenen wurde in den letzten Jahren konsequenterweise auch mehr und mehr infrage gestellt. Gestützt werden diese Zweifel darüber hinaus durch Befunde, wonach viele Tumoren nicht aus einer homogenen Ansammlung identischer, entarteter Zellen bestehen, sondern aus einer wahren Vielfalt genetisch unterschiedlicher Zellen, was bei einer Mutation mit anschließenden Zellteilungen eigentlich nicht zu erwarten wäre. Andere Arbeiten sorgten gar für noch mehr Verwirrung, weil sie aufzeigten, daß bestimmte Onkogene in Tumoren *weniger* aktiv waren, als im gesunden Nachbargewebe und andererseits ein bestimmtes Tumorsuppressorgen bei einigen Darmkrebsen nicht inaktiviert, sondern *überaktiv* war – ein glatter Widerspruch zum klassischen Dogma, das inzwischen bei nicht wenigen Krebsforschern als gescheitert gilt. Die Hoffnung, *das Krebsgen* zu finden, ist also dahin, es zeigt sich im Gegenteil, daß ganze Chromosomen verändert oder nur bruchstückhaft vorhanden sind oder ganz fehlen können, ja es könnte sogar sein, daß jeder Tumor einzigartig ist in seinem genetischen Chaos. Und doch gibt es Gemeinsamkeiten von Tumorzellen, markante Eigenschaften, wie sie oben schon beschrieben wurden und die einem unkontrollierten, allgemeinen Struktur- und Funktionszerfall von Zellen widersprechen.

Die am Anfang dargelegten Ausführungen zu *Reduktionismus* und *Emergenz* werden an dieser Stelle des Buches verständlicher. Denn es macht einen Unterschied, ob man ein Problem *reduktionistisch* angeht, also Analysen auf immer tieferen Ebenen anstellt (bis hin zur zellulären und molekularen Ebene von malignen Tumoren) und damit möglicherweise entscheidende höhere Systemzusammenhänge und Systemeigenschaften eliminiert, oder ob man gerade diese Beziehungen stets im Blick behält (wie z.B. gestörte hormonelle Steuerungsmechanismen oder immunologische Zusammenhänge), ja mehr noch, ihnen *Ursache-Wirkungs*-Charakter zuschreibt.

Und damit sollte das wesentliche Unterscheidungskriterium der im nächsten Kapitel vorgestellten Hypothese zur Krebsentstehung auch schon deutlich geworden sein, es liegt bereits im anderen Ansatz einer zu findenden Lösung: *übergeordnete biochemische Regelmechanismen spielen die zentrale Rolle*, weniger das Geschehen auf molekularer Ebene. Beides ist natürlich notwendig, sowohl die Klärung auf tiefer liegenden als auch auf übergeordneten Ebenen. Das komplexe Krebsgeschehen wäre nach meiner Meinung anders gar nicht zu verstehen, so wenig wie das Phänomen „Leben" insgesamt.

## 6. Die Krebsentstehungs-Hypothese

Bösartige Tumore (Malignome) entstehen durch Mangel des Hormons Adrenalin; zu diesem Mangel kommt es durch gehäuften langandauernden Streß ohne hinreichende physiologische Abreaktion, der zur Erschöpfung des adrenalinproduzierenden (chromaffinen) Systems führt in einem zudem noch übersäuerten, damit krebsfördernden Gewebemilieu, begleitet von einer herabgesetzten Immunlage.

Schon viele Jahre vor Auftreten eines malignen Tumors führt übermäßiger, vor allem aber langandauernder Streß zur ständigen Überproduktion des Hormons Adrenalin und als Konsequenz daraus schlußendlich zum langsamen Versiegen der Funktion des chromaffinen Systems, in welchem es produziert wird (neben den Hormonen Noradrenalin und Dopamin).

Der Ausfall von Adrenalin im Stoffwechsel hat, wie man leicht einsehen kann, dramatische Folgen, er ist nach meiner Ansicht der *entscheidende* Ausgangspunkt für die Bildung einer ersten malignen Zelle und schließlich von Tumoren. Die lebenswichtige Bedeutung von Adrenalin im Organismus wird aus seinen Aufgaben ersichtlich.

(I) Eine erste wichtige Aufgabe ist der Beitrag zur Regulierung des Zuckerstoffwechsels. Adrenalin ist dabei der Gegenspieler von Insulin: während Insulin normalerweise Zucker, der nicht sofort verbraucht wird, in Zellen einbaut – vorwiegend in Leberzellen –, sorgt Adrenalin im Bedarfsfall (Muskelarbeit, Gehirntätigkeit usw.) dafür, daß aus dem gelagerten Zell-Glykogen, eine Speicherform der Glukose, wieder Zucker mobilisiert und dem Stoffwechsel zur Verfügung gestellt wird. Versiegt die Adrenalin-Produktion, sammeln sich im Laufe der Zeit Zuckermengen in den Leberzellen und später auch anderen Körperzellen an, die den Zell- und Körper-Metabolismus empfindlich stören. Im Regelfall würde ein übermäßiges Zuckerangebot einfach durch Umwandlung in Fett verstoffwechselt werden, was aber ohne Adrenalin nicht möglich ist. Das auch außerhalb des chromaffinen Systems gebildete Noradrenalin hat keinen Einfluß auf den Zuckerstoffwechsel  und kann an der Situation nichts ändern.

26

(II) Bei Streß erfüllen Adrenalin und Noradrenalin wichtige Aufgaben. Adrenalin ist in der Lage, Blutgefäße zu koordinieren, d.h. bestimmte Areale des Körpers durch Weitstellung der Gefäße besser und andere Areale gleichzeitig enger zu stellen (durch Mobilisierung von Alpha und/oder Beta-Rezeptoren, also Adrenalin und Noradrenalin bindende Membranrezeptoren der Erfolgsorgane des vegetativen Nervensystems). Entfällt diese Möglichkeit bei Adrenalinmangel, so werden die Blutgefäße im gesamten Organismus lediglich einseitig durch Noradrenalin komprimiert und es kommt zu generalisierter Sauerstoffnot im Körper. Sauerstoffnot und Glykogenüberfüllung an einem *locus minoris resistentiae* (lat. Ort verminderter Resistenz – in diesem Fall einem Ort besonders schlechter Durchblutung) kann dazu führen, daß eine erste Zelle auf eine andere eingeschränkte Art von Stoffwechsel ausweicht, zu der sie durchaus in der Lage ist – gemeint ist Gärung, die bei *Abwesenheit* von Sauerstoff abläuft. Die bei dieser Gärung – es gibt verschiedene Formen – neben anderen Endprodukten entstehende *optisch linksdrehende Milchsäure* hat aber die Eigenschaft, die Teilung von Zellen in der Zeiteinheit (Mitoserate) auf das Achtfache zu erhöhen, was wiederum mit dem Verbrauch relativ großer Mengen von Zucker einhergeht. Es entsteht ein erster kleiner Tumor, der seine Energie allein aus der Vergärung von Zuckerstoffen bezieht und den Organismus zunächst einmal entlastet. Eine scheinbar sehr sinnvolle Zuckerverwertungsanlage ist entstanden, die allerdings die fatale Eigenschaft hat, ein vom Organismus völlig unabhängiges Eigenleben zu führen, wenn man einmal vom permanenten Bedarf an Zucker absieht. Das zunächst mittels Gärung gesicherte Überleben der Zelle entfernt sich gewissermaßen von der übergeordneten Zweckbestimmung im Gesamtorganismus und bereitet damit dessen Untergang vor.

(III) Adrenalin spielt eine entscheidende Rolle in der Immunabwehr des Organismus. Ohne seine Vermittlung wird das Immunsystem nicht in die Lage versetzt, Antigene zu erkennen und zu bekämpfen. Normalerweise verursachen Bakterien, Viren, Fremdkörper usw. jeweils nach Adrenalin-Ausschüttung entzündliche Abwehrreaktionen. Unter Adrenalinmangel verändern sich natürlich diese Abwehrreaktionen. Auch Tumore werden, wenn sie sich nicht ohnehin einer Immunantwort entziehen, nicht angegangen, können ungehindert wachsen und letzten Endes ihren Wirt töten.

Diese auf einen kurzen Nenner gebrachte Hypothese wird im folgenden näher zu erklären sein (im Text oft kurz „die Hypothese" genannt). Für sie spricht, daß fast alle bisherigen Erfahrungen und Theorien über Malignome nicht nur nicht im Gegensatz zu ihr stehen, sondern sich mühelos einordnen lassen.

Eigene Messungen der Adrenalin-Produktion von Karzinom- Kranken über viele Jahre haben ergeben, daß diese tatsächlich extrem niedrige Adrenalin-Spiegel aufwiesen. Zu meinem anfänglichen Erstaunen galt dies aber nicht für Sarkome, Leukämien und maligne Erkrankungen des Lymphsystems. Diese Patienten hatten alle eher hohe Werte. Die Erfahrung zeigte überdies auch, daß diese Kranken Sympathikotoniker sind, also z.b. Fieber und Schweißausbrüche haben können, was bei Karzinom-Kranken so gut wie ausgeschlossen ist. Wenn ich auch Patienten aus dieser Krankheitsgruppe heilen konnte, so ist dies wahrscheinlich der Tatsache zu verdanken, daß der Zustand ihrer chronischen Übersäuerung normalisiert und Adrenalin, das extrem pH-Wert-abhängig ist, wieder wirksam werden konnte, was es vorher offenkundig nicht war.

Der naheliegende Schritt, diese Hypothese oder Teile davon im Tierversuch zu überprüfen, konnte von mir nie durchgeführt werden, einfach weil mir die notwendigen Mittel und Voraussetzungen (Labor, Material usw.) dazu fehlten. Es gibt aber in der Fachliteratur[5] Hinweise auf solche Experimente, die *nach* der Erstveröffentlichung meines ersten Buches über Krebsentstehung gemacht wurden: sie konstatieren zumindest einen Zusammenhang derart, daß Krebswachstum gehemmt oder verhindert wird, wenn man Versuchstiere, denen zuvor ein Karzinogen verabreicht wurde oder die bereits Tumoren entwickelt hatten, mit Psychopharmaka, welche die *Adrenalin*-Produktion anregen, oder direkt mit *Adrenalin*-Injektionen behandelt.

„Gibt man [...] Monoamine wie Adrenalin, Dopamin oder das Monoaminderivat Imipramin, so überleben alle (15 Ratten, die dem Versuch dienten): bei Imipramin alle geschwulstfrei."[5]
Dabei ging es zunächst um die Frage, inwieweit Psychopharmaka gegen Depressionen helfen. Man erkannte darüber hinaus, daß sie auch vor Krebs schützen. In Versuchen an Ratten, denen eine krebserregende Substanz – ein sogenanntes Karzinogen – verabreicht wurde, bekam eine Gruppe über sechs Monate regelmäßig das synthetische Psycho-

pharmakon Imipramin, das den natürlichen Stimulantien Adrenalin und Dopamin ähnlich ist. Eine zweite Gruppe wurde nicht weiter behandelt. Das Resultat: nach einem halben Jahr hatten von den nicht weiter behandelten zehn Tieren acht Krebstumore, von den fünfzehn Tieren, die die Droge bekamen, erkrankte nicht ein einziges.

Bei zwei weiteren Gruppen wurden die natürlichen Stimulantien Adrenalin und Dopamin verabreicht und es bildeten sich in nur zwei bzw. vier Fällen Krebstumore, die zudem langsamer wuchsen als bei der Gruppe der nicht behandelten Tiere. „Sympathomimetische (den natürlichen Sympathikusreizstoffen entsprechende) Drogen [...] und überhaupt auf das Zentralnervensystem (ZNS) wirkende Stoffe, die neurochemische Veränderungen im Gehirn [...] verhindern oder korrigieren, verhindern auch das Krebswachstum."

Eine Verbindung von Adrenalinmangel mit der Entstehung bösartiger Tumore ist darüber hinaus in der einschlägigen Literatur meines Wissens bis heute nicht beschrieben, da schon allein eine Unterfunktion des chromaffinen Systems nie in Betracht gezogen wurde. Das chromaffine System wäre somit merkwürdigerweise die einzige innersekretorische Drüse, bei der es lediglich zu einer Überproduktion von Hormonen kommen kann – eine Sichtweise, die ich so einfach nicht hinnehmen wollte und die letztlich der Ausgangspunkt der hier vertretenen Krebsentstehungs-Hypothese war.

Zwar besteht das chromaffine System tatsächlich aus sehr vielen anatomischen Teilen, namentlich den Markanteilen der beiden Nebennieren und den entlang des Sympathikus verteilten chromaffinen Ganglien (das Prädikat *chromaffin* rührt von der Tatsache her, daß die Ganglien sich mit *Chrom*farbstoffen darstellen lassen) und kann somit durch rein lokale Schädigung teilweise ausfallen. Man kennt jedoch bei vielen anderen innersekretorischen Drüsen einen Ausfall der Funktion durch *Erschöpfung*. Warum sollte es daher bei einem so wichtigen System wie dem chromaffinen System anders sein, wenn es beispielsweise durch Dauerstreß extremen, langandauernden Belastungen ausgesetzt wird? Streß, sei er körperlichen, seelischen oder infektiösen Ursprungs und über den noch zu sprechen sein wird, führt bei einem gesunden Organismus zur Ausschüttung des Hormons Adrenalin und damit zur Beanspruchung des chromaffinen Systems. Adrenalin versetzt den Organismus in einen Alarmzustand, welcher der Abreaktion (Streßabbau) bedarf. Es ist sehr wohl zu vermuten, daß bei Dauerstreß und ausbleibender Abreaktion – ein Verhalten gegen „die Natur" und in unserer modernen Lebensweise leider nicht selten – das adrenalinproduzierende (chromaffine) System früher oder später ermüdet und schließlich zusammenbrechen kann. Damit ist eine erste – nach der Hypothese die entscheidende – Voraussetzung gegeben, die zur Entstehung einer ersten malignen Zelle führen kann, was noch näher erläutert werden muß.

Doch zunächst zu dem Hormon, das in der Hypothese die *zentrale Rolle* spielt.

## 7. Das Hormon Adrenalin

Hormone im allgemeinen haben im Organismus äußerst vielfältige und lebenswichtige Aufgaben zu erfüllen. Sie sind Überträger- oder Botenstoffe, die in sehr kleinen Mengen (Mikrogramm-Bereich) an einem Zielorgan eine starke und nachhaltige Steuerwirkung entfalten. Sowohl Unterfunktion als auch Überfunktion der sie bildenden endokrinen (in den Blutkreislauf absondernde) Drüsen führen zu schweren Störungen im Organismus. Am bekanntesten sind wohl die Geschlechtshormone Östrogen oder Testosteron, aber auch die Streßhormone Adrenalin und Noradrenalin oder das neben Adrenalin ebenfalls für den Zuckerstoffwechsel unentbehrliche Insulin.

Das Hormon Adrenalin wurde als erstes unter den Hormonen in reiner Form 1901 isoliert; auch Epinephrin genannt; zur Gruppe der Katecholamine gehörend; chemisch: Dioxyphenyl-ethanol-methylamin; gebildet in Zellen des Nebennierenmarks und den sympathischen Nervenzellen; fördert die Umwandlung von Glykogen aus Körperzellen in Glukose ins Blut, wodurch sich der Blutzuckerspiegel erhöht; damit Gegenspieler des Hormons Insulin; hat ferner die Aufgabe, die Bildung von freien Fettsäuren in den Fettzellen anzuregen; allgemein als Streßhormon bekannt, weil es in Streßsituationen sekundenschnell den Organismus in Alarmzustand versetzen kann, indem es den systolischen Blutdruck erhöht, die Pulsfrequenz steigert, das Herzminutenvolumen erhöht, die Magen-Darm-Tätigkeit vermindert, Bronchien und Pupillen erweitert und eine allgemeine Leistungssteigerung durch Förderung des $O_2$-Verbrauchs bewirkt – eine evolutiv entstandene Konditionierung unmittelbar vor Kampf oder Flucht, die der Abreaktion bedarf; bleibt diese aus, erleidet der Organismus über kurz oder lang Schaden (z.B. Bluthochdruck, Herzrhythmusstörungen usw.); wird therapeutisch beim allergischen Schock, bei Herzstillstand und als Zusatz bei lokalen Betäubungen eingesetzt.

Zunächst sollen hier die wichtigsten Funktionen des Hormons Adrenalin im Organismus und die Folgen bei Mangel genauer betrachtet werden.

## 7.1 Zuckerstoffwechsel

Das Hormon Adrenalin ist im Zuckerstoffwechsel (neben Glucagon) der wichtigste Gegenspieler des Hormons Insulin. Während Insulin überschüssigen Zucker in Form von Glykogen in Zellen einbaut, wird bei der Glykogenolyse, also beim Abbau von Glykogen in *Anwesenheit* von Sauerstoff, dieser Zucker durch Vermittlung von Adrenalin wieder aus den Zellen herausgeholt. (Erwähnt sei schon an dieser Stelle, daß Adrenalin auch beim Abbau von Glykogen in *Abwesenheit* von Sauerstoff, wie es z.b. in der Skelett-Muskulatur geschieht, eine wichtige Rolle spielt, wobei auf die Bedeutung des Abbauproduktes *optisch rechtsdrehende Milchsäure (RMS)* noch näher eingegangen wird.)

Adrenalinmangel hat daher zur Folge, daß das gespeicherte Glykogen in den Zellen verbleibt, da es nicht mehr mobilisiert werden kann, allerdings zunächst mit gewissen Einschränkungen, wie in der später folgenden Erörterung hormoneller Ersatzreaktionen bei Adrenalinmangel gezeigt wird. Die Zellen müssen immer mehr Glykogen aufnehmen, da Insulin weiter Zucker einschleust, bei fortgeschrittener maligner Erkrankung sogar freie, einfache Zucker. Eine Überfüllung zuerst der Leberzellen und später aller nur möglichen anderen Zellen ist das fatale Ergebnis: eine empfindliche Störung des Zellstoffwechsels und ein entscheidender Faktor auf dem Wege der Umwandlung einer gesunden Zelle hin zu einer malignen Zelle.

## 7.2 Sauerstoffversorgung

Das Hormon Adrenalin kann, im Gegensatz zur verbreiteten Meinung, Gefäße nicht nur engstellen, sondern die Weite der Gefäße koordinieren. Es wirkt beispielsweise im Schock so, daß funktional zunächst weniger wichtige Gebiete durch Engstellung der Gefäße geringer, dafür wichtige Gebiete durch gleichzeitige Weitstellung stärker durchblutet werden. Adrenalin sorgt also dafür, daß Notstandsgebiete im Organismus genügend Sauerstoff erhalten, während das chemisch eng verwandte Hormon Noradrenalin tatsächlich jeweils *alle* Gefäße verengt und damit das Sauerstoffangebot generell drosselt.

> Das Hormon Noradrenalin gilt ebenfalls als Streßhormon; auch Norepinephrin genannt. Es unterscheidet sich chemisch nur durch eine Me-

thylgruppe von Adrenalin; wie dieses gehört es ebenfalls zur Gruppe der Katecholamine; seine Wirkungen sind jedoch zum Teil schwächer oder gar entgegengesetzt denen des Adrenalins; es wird außer im chromaffinen System auch in den Synapsen der Nervenendigungen, dem Gehirn, der Dünndarmschleimhaut und anderen Organen gebildet und gespeichert, so daß es bei einem Ausfall des chromaffinen Systems immer noch in hinreichender Menge zur Verfügung steht; es steigert zwar ebenfalls den Blutdruck, verbessert aber nicht die Pumpkraft des Herzens; senkt die Pulsfrequenz und hat kaum oder keine Wirkung auf den Blutzuckerspiegel; vermindert ebenfalls die Magen-Darm-Tätigkeit.

Wenn also Adrenalin ausfällt, während genügend Noradrenalin zur Verfügung steht, kommt es zu einem Sauerstoffmangel in der Peripherie. Zellen, die wegen der Überfüllung mit Glykogen ohnehin schon einen extrem erschwerten Stoffwechsel bestreiten müssen, zudem noch in Sauerstoffnot geraten, würden langsam zugrunde gehen, wenn es nicht eine andere reduzierte Möglichkeit des Zellstoffwechsels gäbe.

### 7.3 Stoffwechsel bei Sauerstoffnot

Viele Zellen besitzen die bemerkenswerte Fähigkeit, bei *Abwesenheit* von Sauerstoff vom aeroben auf weniger effizienten anaeroben Stoffwechsel auszuweichen, genauer: sich auf Gärung zu beschränken.

*Aerob* nennt man den Stoffwechselprozeß einer Zelle, der nur bei Anwesenheit und Aufnahme von Sauerstoff ablaufen kann (Atmung). Der *anaerobe* Stoffwechsel dagegen kommt ohne Sauerstoff aus. Das Verständnis der Fähigkeit einer Zelle, sich von aerob auf anaerob einzuschränken, erfordert eine entwicklungsgeschichtliche Rückblende.
Ein Kriterium zur Unterscheidung von Organismen ist die Zellart: es gibt Zellen ohne Zellkern (Prokaryonten) und solche mit Zellkern (Eukaryonten) (griech. *pro* bevor, *eu* echt, gut, *karyon* Kern, Nuß). Zu den Prokaryonten gehören lediglich Bakterien und Blaualgen; die Zellen aller grünen Pflanzen und aller Tiere sind Eukaryonten. Das Verhalten der Prokaryonten bei *Anwesenheit* von Sauerstoff ist unterschiedlich: während einige bei Sauerstoff nicht existieren können, können andere Sauerstoff tolerieren aber auch ohne ihn leben und wieder andere sind völlig aerob. Eukaryonten aber sind (mit geringen Ausnahmen) auf Sauerstoff angewiesen. Daraus schließt man, daß Prokaryonten entwicklungsgeschichtlich älter sind als Eukaryonten, weil jene schon existieren

konnten, als sich die Sauerstoffkonzentration der Atmosphäre noch ständig änderte, während diese erst bei relativ konstantem und hohem Sauerstoffanteil auftraten. Allerdings zeigt sich eine „evolutive Verwandtschaft"[6] insofern, als bei Sauerstoffmangel viele aerobe Zellen sich auf einen Gärungsmetabolismus, also anaeroben Stoffwechsel einschränken können.

Bei der Gärung wird ein Teil der durch den Glukoseabbau freigesetzten Energie in Form von energiereichen Phosphatbindungen angelegt (meist Adenosintriphosphat ATP, was *die universelle Energiewährung* in biologischen Systemen ist), während der Rest als Wärme verlorengeht. Die Atmung, die also Sauerstoff benötigt, besteht hingegen aus zwei Schritten: der Glykolyse und dem darauf folgenden Citratzyklus (auch Zitronensäurezyklus, oder nach seinem Entdecker *Krebs*-Zyklus genannt). Bei der Glykolyse mit ihrer geringen Ausbeute von ATP wird zunächst kein Sauerstoff verbraucht, der anschließende Citratzyklus oxidiert sodann Kohlenstoffatome und angekoppelte Reaktionen führen schließlich zur Synthese von weiterem ATP. Die gesamte Atmung ist dabei weit ergiebiger als die Gärung: die Energieverwertung ist achtzehnmal so groß. Die evolutive Verwandtschaft besteht also darin, daß die an Sauerstoff gebundenen Reaktionsschritte nicht die anaeroben ersetzten, sondern sich diesen anschlossen und die Energiegewinnung optimierten.[7]

Als anaerober biochemischer Vorgang allgemein bekannt ist die Vergärung von Zucker unter Zusatz von Hefe zu Alkohol. Genauer genommen handelt es sich um die Bildung von Ethanol aus Glukose. Es gibt jedoch verschiedene Gärungen (Fermentationen), die sich im Ausgangs- und Endprodukt unterscheiden, wobei sogar die Endprodukte einiger Gärungen die Substrate anderer sind, worauf aber hier nicht näher eingegangen werden soll.

*Louis Pasteur* entdeckte schon frühzeitig die Gärung in der lebenden Zelle (1860), was lange als vitalistisches Dogma galt (franz. *la vie sans l'air* Leben ohne Luft), bis *Hans* und *Eduard Buchner* quasi per Zufall die Alkoholgärung auch außerhalb lebender Zellen entdeckten (1897). Gärung ist die evolutionsgeschichtlich ältere Form des Zellstoffwechsels, da freier Sauerstoff in den frühen Stadien von Leben nicht verfügbar war (siehe oben).

Die evolutiv erworbene Flexibilität im Stoffwechsel (anaerob/aerob) macht sich eine Zelle zunutze, die sich gemäß der hier erörterten Hypothese im Extremfall, vereinfachend zusammengefaßt, in folgender Situation befindet:

Der dauerstreßbedingte Zusammenbruch des chromaffinen Systems führt unweigerlich zu Adrenalinmangel. Der Ausfall von Adrenalin führt zunächst zur Überfüllung der Zelle mit Glykogen, gleichzeitig zur Sauerstoffnot in doppelter Weise, da einerseits die gefäßmodulierende Wirkung von Adrenalin entfällt, jedoch andererseits die gefäßverengende von Noradrenalin, das ja weiterhin zur Verfügung steht, fortbesteht. Die Zelle „erinnert" sich an ihre phylogenetisch frühgeschichtlich erworbene Fähigkeit zu anaerobem, reduziertem Stoffwechsel und tut genau das – was schlußendlich aber fatale Konsequenzen hat: bei der Vergärung von Glykogen entsteht nämlich optisch linksdrehende Milchsäure, ein für den Organismus toxisches Produkt, welches die Eigenschaft hat, die Zellteilungsrate (Mitoserate) in der Zeiteinheit zu erhöhen.[8] Diese mitosestimulierende Wirkung ist durchaus vereinbar mit der Idee einer ungehemmten Zellteilung bei malignen Zellen. Damit steht dem Organismus ein weiteres Mittel zur Verfügung, sein überschüssiges Glykogen in Zellen loszuwerden: gehäufte Zellteilungen verbrauchen besonders viel Glykogen. So wird aus der ersten gärenden Zelle relativ rasch ein autonomes Gebilde, das nichts anderes zum Ziel hat, als Glykogen abzubauen, eine effiziente Zuckerverwertungsanlage also, die erst einmal lebenserhaltend für den Organismus zu sein scheint – mit anaerobem Stoffwechsel wohlgemerkt, toxischem Endprodukt und erhöhter Bereitschaft zur Zellteilung.

Es gibt aber auch Zellen, die in der Lage sind, Glukose hormon- und sauerstoffunabhängig *ohne das toxische Endprodukt linksdrehende Milchsäure* zu verstoffwechseln. Dies sind die Muskelzellen (mit Ausnahme des Herzmuskels, der fast ausschließlich aerob arbeitet) und Erythrozyten (rote Blutkörperchen, hochspezialisierte Bestandteile des Blutes), die auch tatsächlich nicht maligne entarten können.

In Muskelzellen kann unter Umständen aufgrund hoher Beanspruchung mehr Sauerstoff verlangt werden, als Lunge und Blut nachliefern können, dennoch stellt der Muskel seine Arbeit nicht ein, denn er beschränkt sich auf die anaerobe Glykolyse unter Erzeugung von optisch rechtsdrehender Milchsäure (RMS), die ihrerseits die Adrenalin-Produktion anregt und die einen günstigen Einfluß auf den Säure-Basen-Haushalt des Organismus ausübt, wie weiter unten noch ausgeführt wird.

„Das Auftreten von Milchsäure ist möglicherweise ein Relikt aus einem früheren Bakterien-Stoffwechsel, der unter aeroben Verhältnissen verdrängt wurde."[7] Der allseits bekannte Muskelkater nach exzessiver Muskelbeanspruchung ist spürbarer Beleg der Existenz noch abzubauender Rechtsmilchsäure (und Alanin) im Gewebe.

Die Erythrozyten verwenden als Hauptenergiequelle ebenfalls und sogar ausschließlich die anaerobe Glykolyse, darin, und weil sie auch kernlos sind, den Prokaryonten vergleichbar.

Die dabei pro Molekül Glukose gewonnene Energie in Form zweier Moleküle ATP wird dazu benutzt, die Zelle möglichst lange funktionsfähig zu halten. Die Glykolyse, die mit der Phosphorylierung beginnt, endet bei Pyruvat, was schließlich durch Lactatdehydrogenase zum Lactat abgebaut wird. Die Zwischenstationen sind recht kompliziert und sollen hier nicht weiter interessieren.

## 8. Das Immunsystem

Ein Organismus verfügt über eine wahre Armee von verschiedenen Zellen und Molekülen, um sich gegen „Fremdes" zu schützen, von dem am bekanntesten wohl Bakterien und Viren sind, zwei der vier großen Gruppen von krankheitserregenden Mikroorganismen oder sogenannten Pathogenen (die anderen beiden Gruppen sind pathogene Pilze und Parasiten). Das Fremde umfaßt aber ebenso Toxine (Wespenstiche, Allergene usw.) bis hin zu ganzen Organen fremder Spender (Herz, Haut, Niere usw.). Das Immunsystem hat die Aufgabe, sich mit diesem Fremden auseinanderzusetzen (wenn man es nicht explizit, etwa medikamentös, daran hindert, wie bei Transplantationen mit fremden Transplantaten) – man spricht von Immunantwort. Die Vorgänge, bei denen sich das Immunsystem gegen körpereigene Substanzen richtet, also bei Autoimmunkrankheiten wie z.B. multipler Sklerose oder Insulin-abhängigem Diabetes, sollen hier außer Betracht bleiben.

Man unterscheidet heute die angeborene Immunität von der erworbenen oder adaptiven Immunität. Die angeborene Immunität sorgt für die Bekämpfung verschiedener Pathogene, ohne diesen vorher schon einmal begegnet zu sein, während bei der adaptiven Immunantwort erst als Reaktion auf eine Infektion sogenannte Antikörper gebildet werden, die gegen in ihrer Gesamtheit als Antigene bezeichnete Substanzen vorgehen. An der angeborenen Immunität sind zu einem Großteil sogenannte Granulozyten und Makrophagen (beides weiße Blutzellen) beteiligt, an der adaptiven Immunität die sogenannten Lymphozyten (im Knochenmark und Thymus reifende Zellen).

Adrenalin ist der Stoff schlechthin, der Abwehrvorgänge im Organismus initiiert, was selbst in offiziellen Lehrbüchern kaum mehr erwähnt wird. Neben seiner oben beschriebenen Funktion als Streßhormon fördert es darüber hinaus bei Infektionen die Bildung von Granulozyten und Makrophagen, läßt nach vorangegangenem, etwaigem Schüttelfrost und damit verbundener Bildung von Rechtsmilchsäure (RMS), die ihrerseits die Adrenalin-Produktion fördert, die Temperatur ansteigen und setzt damit die Entzündung vom akuten Typ in Gang.

Jeder hat schon irgendwann in seinem Leben einmal Bekanntschaft gemacht mit einem akuten Infekt. Der Patient leidet in der Regel unter

Abgeschlagenheit, Gliederschmerzen, Schweißausbrüchen, Herzklopfen, Temperaturanstieg. In vielen Fällen klingen die Symptome nach einer gewissen Zeit des mehr oder weniger belastenden Leidens ab, der Organismus erholt sich allmählich und die Infektion ist, mit etwas Glück sogar ohne Einnahme von Medikamenten, überstanden. Das Immunsystem ist mit dem Antigen fertiggeworden und in bestimmten Fällen (z.b. Masern) hat es „hinzugelernt", um bei erneutem Kontakt mit demselben Antigen kurzen Prozeß zu machen, von dem der Patient oft gar nichts mehr bemerkt: er ist immun geworden.

Es werden grundsätzlich zwei Formen der Immunantwort unterschieden: die zellvermittelte oder zelluläre Immunität und die antikörpervermittelte oder humorale Immunität (lat. *humor* Flüssigkeit).

*Zelluläre Immunantwort:* entzünden sich Zellen infolge einer Infektion, werden sie in der ersten Phase der Krankheit von Granulocyten (Eiterung), später dann von einer bestimmten Klasse von Lymphozyten, den im Thymus reifenden T-Lymphozyten (T-Zellen) direkt angegriffen. Allerdings werden heute bei Infektionen derart schnell Antibiotika verabreicht, daß die früher immer zu beobachtende Entzündung vom akuten Typ kaum mehr einsetzt, was zu einem Mangel an „Training" für das Immunsystems führt: Schüttelfrost (mit Ausschüttung großer Mengen rechtsdrehender Milchsäure und dadurch bedingte Anregung der Adrenalin-Produktion), Fieber und *Calor, Rubor, Dolor* (lat. Hitze, Rötung, Schmerz) an der Stelle der Infektion – kurzum Leistungen eines gesunden Immunsystems werden heutzutage eiligst unterdrückt. Angenehmer natürlich für den Patienten, aber auf Dauer auch gefährlich, da ein solches Vorgehen eben nach Jahren zum Abstumpfen der Reaktionen auf irgendwelche Noxen führen kann. Nach der akuten Phase der Entzündung folgt die dann jeweils erst sinnvolle Abwehr vom subakuten Typ, also die lymphocytäre Form der immunologischen Abwehr.

*Humorale Immunantwort:* B-Lymphozyten (B-Zellen, B von engl. *bone marrow* Knochenmark) entdecken Antigene mittels der Antikörper auf deren Oberfläche und werden dadurch aktiviert.
Der genaue Vorgang jeder Form der Immunantwort ist recht kompliziert, da die Wirkungsweisen von T-Zellen und B-Zellen eng ineinandergreifen. Dies soll hier nur schematisch und knapp dargestellt werden. Makrophagen, also Zellen der ersten Abwehrphase vom akuten Typ, die den Körper durchstreifen, finden allenthalben ein Antigen, z.B. ein

fremdes Proteinmolekül, verschlingen es und zerlegen es in antigene Fragmente (Peptide), die mit Molekülen des sogenannten Haupt-Histokompatibilitäts-Komplexes MHC (engl. *major histocompatibility complex*) verbunden und auf der Zelloberfläche präsentiert werden. Die T-Lymphozyten erkennen Peptid-MHC-Kombinationen, werden dadurch zur Teilung aktiviert und geben Botenstoffe ab, die Lymphokine, die ihrerseits andere Elemente des Immunsystems mobilisieren, vor allem die B-Lymphozyten. Diese tragen Rezeptormoleküle, die es erlauben, nicht an MHC-Moleküle gebundene Antigene sofort zu erkennen. Sind die B-Lymphozyten einmal aktiviert, teilen sie sich ebenfalls und produzieren in der Folge Antikörper, die in der Lage sind, sich an das entsprechende Antigen anzulagern, es damit zu neutralisieren und die Arbeit der Makrophagen zu beschleunigen. Einige der T- und B-Lymphozyten werden zu Gedächtniszellen und können bei neuerlichem Kontakt mit dem gleichen Antigen sofort ihre Schutzfunktion starten.[9]

Bei der Entzündung vom akuten Typ handelt es sich um die zelluläre Immunantwort, die nach meiner Meinung, und damit komme ich auf die Krebshypothese zurück, alleine mit entarteten Zellen fertig werden könnte (wobei hier stillschweigend vorausgesetzt wird, daß ab einem bestimmten Entartungszustand der Zellen dieser vom Immunsystem als *fremd* und damit als angreifbar erkannt wird).

Es gibt Theorien, wonach ständig patrouillierende Lymphozyten auf der Suche nach entarteten Zellen sind, um sie frühzeitig zu zerstören. Als Hinweis darauf wird der relative Anstieg von Krebs z.B. der Lunge, der Haut, des Dickdarms, der Prostata, der Brust oder der Gebärmutter nach medikamentöser Immunsuppression (etwa nach Transplantationen) angeführt.

Ferner hat sich in Tierversuchen gezeigt, daß zumindest einige Tumoren eine spezifische Immunreaktion auslösen. Man weiß auch, daß bei virusassoziierten Tumoren die Immunüberwachung eine Rolle spielen kann.

Nach heutiger Auffassung jedoch erzeugen die meisten Tumoren *keine* speziellen Antigenproteine und exprimieren auf ihrer Oberfläche auch keine stimulierenden Moleküle, was zur Auslösung einer Immunantwort notwendig wäre. Zu diesem Schluß ist man gekommen, weil Individuen mit einem Mangel an T-Zellen nicht mehr Tumoren entwickeln als andere.[10]

Andere Forschungen[11] weisen bereits darauf hin, daß der Schutz gegen Angriffe des Immunsystems aus einem Hof von Hyaluronsäure besteht. Dieser Schutz erhöht gleichzeitig die Haftung von Tumoren, was zu einer Verbesserung der Infiltration der Tumoren ins Gewebe und vor allem in die Blutgefäße führt und damit die Migrationsrate der dort einwandernden Zellen anhebt, also die Chancen zur Metastasierung verbessert.

Die Möglichkeit, diese Bedingungen zu verändern, besteht in der parenteralen (ins Gewebe gespritzten) Gabe von Hyaluronidase, welche zur Auflösung der Hyaluronsäure führt.

Es gibt auch ziemlich radikale Krebsimmuntherapien wie die Rückübertragung von außerhalb des Organismus vermehrten T-Zellen nach einer Konditionierung der Kranken mit Cyclophosphamid und Fludarabin. Diese vorangegangene Chemotherapie erlaubt es den reimplantierten eigenen T-Zellen sich in bisher nicht für möglich gehaltener Weise auszubreiten und Tumorzellen anzugreifen.[12]

Zusammenfassend muß man aber sagen, daß die heutigen Möglichkeiten der Immuntherapien noch relativ bescheiden sind. Insbesondere sind sie nicht in der Lage, große Tumoren zu zerstören. So wendet man Immuntherapien vor allem an, kleine Tumorreste nach vorangegangenen Primärtherapien zu entfernen. Die wissenschaftlichen Erkenntnisse befinden sich aber erst im Anfangsstadium.

Man darf an dieser Stelle die Logik der Gedankenführung aber nicht aus den Augen verlieren: Adrenalinmangel als Folge der Erschöpfung des chromaffinen Systems führt zur Veränderung des Zellstoffwechsels (aerob → anaerob) und *gleichzeitig* zur Herabsetzung der Immunbereitschaft, noch bevor überhaupt eine erste maligne Zelle entstanden ist. Ist sie dann aber entstanden, kann die Lage mit der Zeit so prekär werden, daß, wenn überhaupt, weder zelluläre noch humorale Immunität etwas ausrichten und eine akute Abwehr also „von außen" in Gang gebracht werden müßte. Wer als Arzt schon versucht hat, dies zu tun, weiß, daß das bei Krebskranken so gut wie unmöglich ist.

Selbst wenn es gelänge, alle Abwehrvorgänge wieder zu normalisieren, wäre nach meiner Ansicht ein Tumor nur dann noch angreifbar, wenn er vorher selbst geschädigt wird, so daß er zumindest mittels seiner im Blut kreisenden Zerfallsprodukte als Antigen fungieren kann. Tumorzerfall kann bis heute im großen und ganzen jedoch nur durch zwei Methoden erreicht werden: durch Bestrahlung oder Medikation von cytostatisch wirkenden Substanzen. Beide Methoden aber setzen sofort nach Beginn der Behandlung die Abwehr herab und so kann es schwerlich zum immunologischen Abbau der antigenen Zerfallsprodukte kommen.

Ideal wäre also eine Behandlungsform, bei der ein Tumorzerfall herbeigeführt und gleichzeitig die Abwehr gesteigert würde. Nach der hier vertretenen Hypothese müßte aber ein Tumorzerfall sozusagen durch „Aushungern" der malignen Zellen zum Ziel führen, vorausgesetzt es gelänge, entweder die Adrenalin-Produktion des erkrankten Organismus wieder in Gang zu bringen (und damit das Mobilisieren von Glykogen heraus aus der Zelle) oder die Insulin-Produktion (und damit das Einschleusen von Glykogen in die Zelle) zu stoppen.

Bisher wurden noch keine Versuche unternommen, die Adrenalin-Produktion bei Krebskranken zu fördern, über Einflüsse von Insulin auf tierische Tumoren liegen jedoch bereits Erfahrungen vor, welche die hier vertretene Hypothese gut zu bestätigen scheinen.[13] Im nächsten Kapitel werde ich noch einmal darauf zurückkommen.

## 9. Insulinwirkung

Das Hormon Insulin ist, wie schon erwähnt, ein wichtiger Gegenspieler von Adrenalin (und Glucagon).

Das Hormon Insulin trägt zur Regulierung des Stoffwechsels der Kohlenhydrate bei; Gegenspieler sind die Hormone Adrenalin und Glucagon; es ist ein Protein, das sich aus zwei Ketten zusammensetzt; wird in der Bauchspeicheldrüse gebildet; senkt den Blutzucker-Spiegel und spielt daher bei Diabetes die entscheidende Rolle; in den B-Zellen der Langerhans-Inseln in der Bauchspeicheldrüse wird zunächst das Proinsulin gebildet; diese Vorstufe besitzt noch eine dritte Kette, die für den richtigen Aufbau des Insulins sorgt; die Menge dieses sogenannten C-Peptids im Blut gibt Aufschluß über die Aktivität der Bauchspeicheldrüse; die normale Insulin-Produktion liegt bei ungefähr zwei Gramm pro Tag; die Hälfte des Insulins wird in der Leber verbraucht, da sie einen Teil des Zuckers Glukose speichert; dort ist der wichtigste Gegenspieler für das Insulin Glucagon, das in den A-Zellen der Langerhans-Inseln in der Bauchspeicheldrüse gebildet wird und für den Abbau des Glykogens in der Leber sorgt; ebenso wirkt, nebenbei bemerkt, das Cortison antagonistisch zum Insulin, es wirkt analog zum Adrenalin, ist dabei aber wesentlich langsamer.

Bei Adrenalinmangel besteht daher notwendigerweise ein relatives Überwiegen der Insulinwirkung, eine Art Hyperinsulinismus also mit all seinen negativen Folgen.

In diesem Zusammenhang ist die Diskussion über Onkogene interessant, weil sich der Gedanke aufdrängt, daß die Umwandlung von bestimmten in normalen Zellen vorhandenen Genen zu Onkogenen eine Folge der relativ gesteigerten Insulinwirkung ist.

Im Innern von gesunden Körperzellen existieren Gene, die der Enzymproduktion dienen (Enzyme sind funktionelle Proteine, also Eiweißstoffe, die im Zellstoffwechsel biochemische Reaktionen beschleunigen). Erst der Einbau einer „falschen" Aminosäure setzt die sich plötzlich entwickelnde maligne Entartung des Gens und damit der Zelle in Gang (Aminosäuren sind die Bausteine der Proteine, beteiligt sind zwanzig verschiedene, natürliche Aminosäuren). Als Auslöser dieser Umwandlung werden vorerst alle sogenannten Kanzerogene angesehen. Wenn man nun berücksichtigt, daß Insulin den Einbau von Aminosäuren in Zellen sowie

deren Phosphorylierung fördert, da es die Durchlässigkeit von Zellmemb-
ranen erhöht[13, 14] wobei gleichzeitig die Enzymproduktion im Zellinnern
gesteigert wird, so ist dies durchaus kompatibel mit dem Vorgang der
Entartung. „Der Übergang zur Karzinogenese soll auf der gesteigerten
Bildung von durch Onkogene codierten Proteinen beruhen [...] das Gen-
produkt ist vermutlich ein offenbar an der inneren Plasmamembran lokalisiertes Enzym, über dessen Funktion jedoch noch nichts bekannt ist."[15]
Bekannt ist jedoch, daß gerade ein solches, an der inneren Zellmembran
lokalisiertes Enzym die Insulinwirkung von der Zellmembran ins Innere
der Zelle vermittelt, da Insulin selbst nicht in Zellen eindringt.[14]

Der vermehrte Einbau von Aminosäuren also und damit die gesteigerte Proteinsynthese im Zellinnern, sowie die dadurch verstärkte En-
zymsynthese sind jedenfalls nach Meinung der Onkogen-Forschung eine
Ursache für das Umschlagen in Malignität. Gerade diese genannten Eigenschaften sind aber spezifisch für eine übermäßige Insulinwirkung und
diese ist bei Adrenalinmangel (relativ) gegeben.

Mit anderen Worten: das Überwiegen von Insulin im Stoffwechsel
ist der Katalysator, der Gene, die Bestandteile der Zell-Signalübertra-
gungswege codieren, zu Onkogenen mutieren läßt, was zu Krankheiten,
insbesondere Krebs führen kann. Weiter ist vom Insulin bekannt, daß es
zur Schädigung der Lysosomen (Organellen, die beschädigte Zellbestand-
teile abbauen und wiederverwenden können) führt und damit einen wichtigen Zellreparaturprozeß stört oder gar verhindert.

Und hier ist auch der Punkt, an dem bisherige Krebsentstehungs-
Hypothesen zusammenlaufen. Natürlich gibt es eine Unzahl schädigender
Noxen, die zur Entstehung von malignen Zellen führen können, aber sie
können nur wirksam werden, wenn sie lange genug als Stressoren fungiert
und damit die Abwehr des Organismus lahmgelegt haben. Normale, gesunde Abwehr aber heißt: *Adrenalin-Ausschüttung.*

In der Literatur wird über Einflüsse von Insulin auf Tumoren berichtet. Manche Erkenntnisse, die teilweise in Tierversuchen gewonnen wurden, scheinen die hier vertretene Hypothese gut zu bestätigen, andere
scheinen in Widerspruch zu ihr zu stehen. Ich möchte versuchen, den
Widerspruch aufzulösen.

Mein Ausgangspunkt ist: weniger Insulin bedeutet langsameres Tumorwachstum, respektive (bei Adrenalinmangel relativ) mehr Insulin schnelleres Tumorwachstum. Dies wird zunächst wie folgt bestätigt:

„Verschiedene transplantable Tumoren der Maus wachsen auf diabetischen Mäusen langsamer als auf nicht-diabetischen oder Insulin-behandelten Tieren".

„Insulinentzug beendet bei einer menschlichen Mamma-Karzinomzelle jegliches Wachstum und drängt die kleine, überlebende Fraktion in einen zeitweiligen Wachstumsstillstand".

Es finden sich aber auch dazu scheinbar widersprüchliche Aussagen:

„Das transplantable R3230-Mamma-Adeno-Karzinom der Ratte wird durch Insulin inhibiert und wächst auf diabetischen Tieren schneller".

„In manchen klinischen Arbeiten wird eine Relation zwischen Diabetes und Endometrium-Karzinom festgestellt, andere Studien widersprechen der Hypothese, daß Diabetes ein Risikofaktor für Brustkrebs ist".[16]

Die letzten beiden Zitatsätze scheinen also dem Resümee aus den ersten beiden zu widersprechen, sie tun es aber nicht mehr, wenn man die Möglichkeit eines Diabetes in Erwägung zieht, der nicht durch *Insulin*mangel, sondern durch *Adrenalin*mangel entstanden ist, was nach meiner Ansicht für die meisten Fälle von Altersdiabetes zutrifft.

Es besteht jedenfalls für mich kein Zweifel mehr, daß zuviel Insulin Krebswachstum, kein Insulin aber Stillstand des Wachstums bedeutet. Zuviel Insulin wird aber nur dann gebildet werden, wenn dazu ein Anlaß besteht: aus *irgendeinem Grund* sinkt der Blutzucker nach Ausschüttung normaler Insulinmengen nicht. Und so lange der Blutzucker hoch ist, wird Insulin ausgeschüttet werden. Entsprechend meiner hier vertretenen Krebsentstehungs-Hypothese liegt *der Grund* für den erschwerten Abbau des Blutzuckers aber in der *Glykogenüberfüllung vieler Zellen wegen Mangel an glykogenolytischen Hormonen, insbesondere Adrenalin*. So wäre also die Krankheit, die den Boden für die Entstehung einer ersten malignen Zelle bildet, nichts anderes als ein dekompensierter Adrenalinmangel-Diabetes.

Nun wird man natürlich gleich einwenden müssen, daß ja Krebskranke keineswegs oder doch nur zum Teil Diabetiker sind. So lange

Ersatzhormone vorhanden sind, tritt natürlich kein Diabetes auf und wenn dann die Hormonproduktion total zusammengebrochen ist, sorgt der entstandene Tumor schlußendlich selbst dafür, daß genügend Glukose verbraucht wird bis hin zur Kachexie. Zwischenzeitlich, und das ist der entscheidende Punkt, kann es aber zur diabetischen Stoffwechsellage kommen einfach als Resultat der Glykogenüberfüllung der Zellen mit Insulinstimulierendem Blutzuckerstau.

In der Literatur[17] wird tatsächlich *auch* darauf hingewiesen, daß viele Krebs-Patienten eine diabetische Stoffwechsellage zeigen bzw. schon Jahre vor Auftreten des Tumors gezeigt haben. Über die Vorstellung, daß Tumoren große Mengen an Glukose verbrauchen, besteht andererseits kein Zweifel mehr. Dies gehört bereits zum Standardwissen über das Verhalten bösartiger Neubildungen.

## 10. Ersatzreaktionen bei Adrenalinmangel

Der Organismus verfügt über eine erstaunliche Flexibilität und Elastizität, so daß der Ausfall von Adrenalin nicht schlagartig zum Zusammenbruch des gesamten Zellstoffwechsels führen wird. Noch bevor sich eine erste maligne Zelle bilden kann, treten Ersatzreaktionen auf den Plan, deren kompensatorische Wirkung über Jahre anhalten kann. Welche Ersatzreaktionen sind zu erwarten? Und welche Nebeneffekte sind gleichfalls zu erwarten, wenn eben diese Ersatzreaktionen die Funktion von Adrenalin nicht zur Gänze übernehmen können, da man annehmen muß, daß in einem Organismus in aller Regel jeder „Baustein" seine *originäre* Daseinsberechtigung hat und Redundanzen im strengen Sinne so gut wie ausgeschlossen sind? (Wir besitzen zwei Augen oder zwei Ohren nicht deswegen, damit bei Verlust jeweils eines der beiden die Seh- bzw. Hörfähigkeit nicht gänzlich verlorengeht (das auch), sondern vor allen Dingen wegen des Vorteils der räumlichen Wahrnehmung.)

Zu unterscheiden ist hier auf der anderen Seite das *Mehrzweckprinzip* der belebten Natur, wonach ein biologischer Vorgang, äußerst energiesparend, gleichzeitig oft für mehrere Zwecke eingesetzt werden kann. Man denke nur an das schon beschriebene breite Funktionsspektrum von Adrenalin oder, bei entsprechender Sinnesreizung, an die Ausschüttung von Sexualhormonen mit ganz klarer Zweckbestimmung, die aber auch gleichzeitig die Immunabwehr stärkt und zum Streßabbau beiträgt.[18] (Eine 1 : n Beziehung und nicht n : 1, wie man mathematisch sagen würde, also eins für mehrere Zwecke und nicht vieles für den gleichen Zweck). Es gibt darüber hinaus das Zusammenleben verschiedener und einander speziell angepaßter Lebewesen zum gegenseitigen Nutzen, z.B. die in der Darmflora lebenden Bakterien, ohne die der Mensch nicht leben könnte (Symbiose). Das Mehrzweckprinzip ist sogar beobachtbar zwischen Tieren und Pflanzen zum beiderseitigen Vorteil.

Wenn die Idee der Ersatzreaktionen bei Adrenalinmangel richtig sein soll, dann müssen entsprechende Befunde bei Krebs-Patienten dies empirisch belegen. Und in der Tat gibt es diese Belege. Natürlich hat jede Krebskrankheit ihren eigenen Verlauf, d.h. begleitet von unterschiedlichen Ersatzreaktionen, je nachdem, mit welchen Ersatzhormonen der Kranke seinen Adrenalinmangel beantworten kann.

## 10.1 Schilddrüsenhormone

Das erste Problem, das sich zeigen wird, ist das Problem des Zuckerstoffwechsels. Bei Ausfall von Adrenalin fehlt der natürliche Gegenspieler des Insulins, das ja weiter in genügender Menge gebildet wird und für den ständigen Einbau von Glykogen in Zellen sorgt, welches aber zunächst nicht wieder mobilisiert werden könnte, gäbe es keine Schilddrüsenhormone, die ebenfalls diese Aufgabe zu übernehmen in der Lage sind. Man wird also annehmen müssen, daß ein Organismus, der kein Adrenalin mehr produziert, nun stattdessen mehr Schilddrüsenhormone ausschütten wird, um den Ausfall erst einmal zu kompensieren. Und tatsächlich berichten viele Krebs-Patienten über eine frühere Schilddrüsen-Überfunktion. Schilddrüsenhormone greifen jedoch zugleich an den basalen Lebensprozessen an, sie rufen an den Mitochondrien morphologische Veränderungen hervor und zwingen die Zelle zu unökonomischer Arbeit mit Steigerung des Energieumsatzes, der Synthese von RNA (engl. *ribo nucleic acid* Ribonukleinsäure) u.a..[19]

Damit wird die Überproduktion von kompensatorischen Schilddrüsenhormonen als Nebeneffekt die Entstehung von Zellveränderungen fördern und so andererseits eine Grundlage für mögliches späteres malignes Wachstum liefern.

Selbstverständlich müßte, um die Schilddrüse bei Adrenalinmangel zu stärkerer Produktion anzuregen, im Hypophysenvorderlappen mehr thyreotropes (die Schilddrüsenfunktion anregendes) Hormon ausgeschüttet werden und es müßte darüber hinaus genügend Jod zur Verfügung stehen. Irgendwann wird sich aber auch diese mögliche kompensatorische Überproduktion erschöpfen und es könnte anstatt thyreotropem Hormon das trope Hormon LATS (engl. *long-acting thyroid stimulator,* Serum-γ-Globulin) gebildet werden. Das jedenfalls böte eine Erklärung, warum bei vielen krebskranken Patienten die γ-Globulin-Fraktion in der Elektrophorese so oft „sinnlos" erhöht erscheint: ein Versuch des Organismus, die erschöpfte Schilddrüse und den ebenfalls erschöpften Hypophysenvorderlappen doch noch anzuregen?

## 10.2 Nebennierenrindenhormone

Eine weitere Möglichkeit, Glykogen aus Zellen zu mobilisieren bieten Nebennieren*rinden*hormone, die sogenannten Glucocorticoide, die zu den Steroidhormonen gehören. Eine erhöhte Produktion dieser Hormone ist schon allein deswegen anzunehmen, da bei Ausfall der Nebennieren*mark*funktion, die ja, wie wir gesehen haben, via chromaffinem System für die Bildung von Adrenalin sorgt, mit ziemlicher Sicherheit eine Stimulation derselben durch die Hypophyse (genauer durch das adrenocorticotrope Hormon, ACTH) erfolgen wird. Zwar ist man bislang der Meinung, daß ACTH lediglich das Nebennieren*rinden*organ stimuliert, es wäre aber doch sehr merkwürdig, wenn ausgerechnet die so wichtige Adrenalin-Produktion nicht von der Hypophyse (bzw. dem Hypothalamus) gesteuert würde. Für mich jedenfalls steht außer Zweifel, daß ACTH nicht nur die Nebennieren*rinde*, sondern auch das Nebennieren*mark*, also das adrenalinproduzierende (chromaffine) System stimuliert. Ist dieses jedoch vollkommen desolat und nicht mehr ansprechbar, so wird es lediglich zu einer Überproduktion von Nebennieren*rinden*hormonen (Glucocorticoiden) kommen. Dieser Versuch des Organismus ist nicht nur deswegen sinnvoll, weil eben Glucocorticoide glykogenolytisch wirken, sondern auch, weil Adrenalin, wenn es denn erzeugt würde, nur in Gegenwart von Cortisol, einem Glucocorticoid, stabil bleibt.[14]

Eine Überproduktion von Glucocorticoiden hat jedoch verschiedene Nebenwirkungen: es kann zur Hypertonie, zur Stammfettsucht, zur Osteoporose und zur diabetischen Stoffwechsellage kommen. Und tatsächlich finden sich diese Veränderungen in der Anamnese (Krankengeschichte, Krankheits*vor*geschichte) vieler Krebskranker. Wie bereits erwähnt wurde gibt es eine auffällige diabetische Stoffwechsellage bei vielen Karzinom-Patienten, was auch ein Hinweis auf eine vermehrte Produktion von Nebennieren*rinden*hormonen sein kann, aber zugegebenermaßen auch allein aus Adrenalinmangel ableitbar wäre, da, wie bereits dargelegt, bei normaler Insulin-Produktion in den Zellen bald kein Platz mehr für ständig angebotene Glukose wäre, so daß die Zucker länger als normal im Blut verbleiben müßten, womit sich eine gestörte Glukosetoleranz ergeben würde. Hier sei erneut darauf hingewiesen, daß ich die Meinung vertrete, jeder Altersdiabetes ist ohnehin ein Adrenalinmangel-Diabetes, da eine mit fortschreitendem Alter einhergehende Abnahme der Adrenalin-Produktion längst erwiesen ist.

Ferner gibt es Berichte[20] von vermehrten Glucocorticoid-Partikeln auf der Oberfläche von malignen Zellen bei kachektischen Krebskranken. Wenn Glucocorticoide auch Glykogen aus Zellen mobilisieren können und somit ersatzweise die Funktion von Adrenalin übernehmen, so führen sie aber gleichzeitig zur Herabsetzung der zellulären Immunität, einer Verkleinerung des Thymus und anderer lymphatischer Organe und schließlich zu einer Verminderung der Lymphozyten und Eosinophilen (granulocytäre Leukozyten, die aus dem Knochenmark stammen und deren Granula Proteine enthalten, die sich durch den Farbstoff Eosin leuchtend orange färben lassen) im peripheren Blut.[19, 20] Alle diese Wirkungen schaffen aber eine Situation, durch die der Bildung maligner Zellen Vorschub geleistet wird.

### 10.3 Wachstumshormon STH

Eine dritte Möglichkeit des Ersatzes von Adrenalin ergäbe sich aus einer Überproduktion des Wachstumshormons STH (somatotropes Hormon). Es besteht ein ausgesprochener Insulin-Antagonismus dieses Hormons[14] und seine glykogenolytische Wirkung ist nachgewiesen. Leider aber führt die Ausschüttung dieses Hormons zu einer exzessiven Mitosestimulation, also einer vermehrten Zellteilung.

### 10.4 Glucagon

Und schließlich steht dem Organismus mit Glucagon ein viertes Hormon zur Verfügung, das die Glykogenolyse in Gang bringen kann und welches bereits als Gegenspieler von Insulin erwähnt wurde. Glucagon aber stimuliert nach Ausschüttung die Insulin-Produktion so stark, daß Glykogen in größerer Menge wieder in die Zellen eingebaut wird als vorher.[14, 19] Somit ist seine Wirkung aus Sicht der Hypothese, daß Glykogenüberfüllung in Zellen die Ursache malignen Wachstums ist, sogar äußerst kontraproduktiv und schädlich.

## 10.5 Zusammenfassung der Ersatzreaktionen

Alle Ersatzhormone, die in der Lage sind, die glykogenolytische Wirkung von Adrenalin zu kompensieren haben darüber hinaus, vor allem in ihrer Überproduktion, die Wirkung, die Bildung einer ersten malignen Zelle zu ermöglichen und somit einer Krebskrankheit Vorschub zu leisten. Die Situation in der Phase der Präkanzerose, also der Zeit vor Entstehung der ersten Tumorzelle, ist demnach folgende: Adrenalinmangel hat dazu geführt, daß glykogenolytische Ersatzhormone im Übermaß produziert werden. Wann welche Ersatzreaktion vorrangig wirksam wird, kann völlig beliebig sein. Zuerst vielleicht zuviel Schilddrüsenhormone, bis die Schilddrüse erlahmt, dann zuviel Kortikosteroide, bis es zur Atrophie der Nebennierenrinden kommt, dann zuviel Glucagon, bis auch dieses nicht mehr produziert werden kann, und schließlich zu viel STH bis zur Atrophie des Hypophysen-Vorderlappens.

Durch zu viel Schilddrüsenhormone und STH ist es zur Förderung der Zellteilung gekommen, durch zu viel Glucocorticoide zum Erliegen der Nebennierenrinden-Thymus-Abwehr (lymphozytäre Organe). Die granulozytäre Abwehr, die von einer gesunden Adrenalin-Ausschüttung abhängig ist, liegt ebenfalls danieder, die Sauerstoffversorgung der Gewebe ist durch relativen Überhang von Noradrenalin und die dadurch verursachte Gefäßengstellung herabgesetzt, die Zellen platzen förmlich vor Glykogen bzw. Glukose, die Zell-Membranen sind durch zu viel Insulin durchlässig geworden. Jetzt haben Viren und andere schädliche Noxen freie Bahn, fast ungehindert können sie im mehr oder weniger abwehrlosen Organismus in geschädigte Zellen eindringen und dort die Lysosomen sprengen bzw. den Zellen – im Falle von Viren, Mykoplasmen oder auch Bakterien u.a. – ihren Einzellercode übertragen. Alleine das wäre Erklärung genug, warum eine Zelle plötzlich ihren Stoffwechsel ändert und zur Krebszelle entartet mit einem autonomen Verhalten, das sonst nur von Einzellern bekannt ist.

Hinzu kommt noch, daß Glucocorticoide, STH, Glucagon und auch Noradrenalin die Lipolyse (Ausgang der Fettverwertung zur Energiegewinnung) und damit die Bildung einer Atheromatose fördern, was wiederum eine zunehmend schlechtere Durchblutung, also Sauerstoffnot der Gewebe zur Folge hat.

Das gleiche Schema kommt wahrscheinlich auch beim gewöhnlichen Altersdiabetes zum Tragen (wie im Kapitel Insulinwirkung schon erwähnt). Adrenalinmangel macht eine weitere Glykogenablagerung in die Zellen unmöglich, der deswegen erhöhte Blutzucker führt zur Überproduktion von Insulin, wie sie bei vielen Fällen von Altersdiabetes bereits bekannt ist (sogenannte Insulin-Resistenz). Der Altersdiabetes ist somit ein Zustand von Adrenalinmangel, bei dem jedoch noch genügend Ersatzhormone produziert werden.

## 11. Paraneoplastische Hormonveränderungen

In der Medizin gut bekannt sind die sogenannten paraneoplastischen Hormonveränderungen. Ich bin der Überzeugung, daß diese Hormonveränderungen in geradezu unglaublicher Weise als Beleg der hier vorgestellten Krebsentstehungs-Hypothese herangezogen werden können.

Unter paraneoplastischen Erscheinungen sind Hormonveränderungen zu verstehen, die von einem Tumor oder seinen Metastasen oder auch von den fehlcodierten eigenen Hormondrüsen auf humoralem Weg ausgehen. Die auf diese Weise gebildeten Hormone bzw. hormonartig wirkenden Polypeptide bewirken metabolische oder degenerative Veränderungen an den jeweiligen ansprechbaren Organen. Beispiele sind Thrombosen bei Pankreas-Karzinom, Hyperkalzämie bei Urogenital-Karzinom.

Es wird angenommen, daß besagte Hormone oft auch in einem APUD (engl. *amine precursor uptake and decarboxylation*) genannten Organ gebildet werden, das aus Zellen neuro-ektodermalen Ursprungs besteht, die im ganzen Körper verteilt und omnipotent sind mit der Fähigkeit, Amine bzw. deren Vorstufen aufzunehmen und zu decarboxylieren. Geht man auf diese Hormone genauer ein, wird sehr schnell klar, daß es sich ohne weiteres um Begleit- bzw. Folgeerscheinungen eines die maligne Krankheit ursächlich bedingenden Adrenalinmangels handeln muß.

- **ACTH:** Überproduktion des adrenocorticotropen Hormons ist zu erwarten als Versuch der Hypophyse, das chromaffine System wieder anzuregen. Neuere Erkenntnisse belegen, daß entgegen bisheriger Meinungen vom Hypothalamus-Hypophysen-Vorderlappen-System auch das chromaffine System angeregt wird und nicht ausschließlich das Nebennierenrinden-System.
- **Wachstumshormon:** Überproduktion ist bei Adrenalinmangel zu erwarten, da Wachstumshormon glykogenolytisch wirkt und damit fehlendes Adrenalin zum Teil ersetzen kann.
- **Thyreotropin:** das thyreotrope, d.h. die Schilddrüse stimulierende Hormon wirkt ebenfalls glykogenolytisch und ist, überproduziert, geeignet, Adrenalinmangel entgegenzuwirken.

- **Calcitonin:** eine Überproduktion von Thyreotropin führt, als Nebeneffekt, zu überschüssigem und ebenfalls in der Schilddrüse gebildetem Calcitonin, das den Blut-Kalziumspiegel senkt durch Hemmung der Kalziumfreisetzung aus den Knochen und durch eine gesteigerte Kalzium-Ausscheidung im Urin. Die Aufrechterhaltung der Kalzium-Homöostase des Organismus wird somit gestört.
- **Follikel-stimulierendes Hormon:** und
- **Luteinisierendes Hormon:** für beide Hormone ist eine Überproduktion zu erwarten als Nebeneffekt der Überproduktion von Hypophysen-Vorderlappen-Hormon.

Interessant in diesem Zusammenhang ist auch die ektopische Bildung von Erythropoetin, eine durchaus sinnvolle Maßnahme des krebskranken Organismus, da bei Adrenalinmangel die Neubildung von Erythrozyten eine sehr gute Möglichkeit bietet, Glykogen abzubauen. Erythrozyten (Zellen des *roten* Blutbildes) sind nämlich, neben den Muskelzellen, als einzige zur Glykolyse befähigt, also zum Abbau von Glykogen ohne Zuhilfenahme von Sauerstoff und Hormonen.

Und die heute immer noch merkwürdige Tatsache, daß Leukämie-Patienten-Blut noch lange Zeit nach der Abnahme den darin enthaltenen Blutzucker senkt, so daß die Blutzuckerwerte bis zwei Stunden nach Entnahme wesentlich niedriger sind als die tatsächlichen Werte im strömenden oder sofort gemessenen Blut desselben Patienten, spricht dafür, daß auch die malignen Zellen des *weißen* Blutbildes die Eigenschaft erworben haben, Glykogen in Vertretung des nicht funktionstüchtigen Adrenalins abzubauen.

Die ektopische Bildung von Hormonen stellt also eine Art Zusatzhilfe zum Abbau überschüssigen Glykogens dar.

Auch die gut bekannten Hypoglykämien bei Trägern großer Tumormassen passen durchaus ins Bild: große Tumoren, die ja nach der Hypothese nichts anderes sind als große Zuckerverwertungsanlagen, nehmen auf die Gegebenheiten des Organismus keine Rücksicht mehr und verbrauchen zur Aufrechterhaltung ihres inzwischen autonom gewordenen Stoffwechsels größere Zuckermengen als der Organismus liefern kann. Damit erklärt sich auch die zunehmende (Tumor-)Kachexie (Auszehrung des Organismus bei Störung verschiedener Organfunktionen) von solchen

Kranken. Denn so gut wie alle der genannten ektopisch gebildeten Hormone haben gleichzeitig eine lipolytische Wirkung, so daß bei Fehlen von Glykogen zur Aufrechterhaltung des Tumorstoffwechsels dann schließlich freie Fettsäuren zur Verfügung gestellt werden müssen bzw. können. Und nicht zuletzt besitzen viele der genannten ektopisch gebildeten Hormone eine Anti-Insulin-Wirkung, womit der Einbau von Glykogen in Zellen gebremst wird.

Während am Beginn einer Krebskrankheit, zu einer Zeit also, wo die Tumormasse noch relativ klein ist, es zu einer Überfüllung der Zellen mit Glykogen kommt, verwertet am Ende der Tumor allen Zucker und zehrt darüber hinaus die Energiereserven seines Wirtes auf. Kommt es anfangs bei kleiner „Leistung" der Zuckerverwertungsanlage noch zur bereits erwähnten diabetischen Stoffwechsellage, da der vorhandene Zucker länger im Blut verweilen muß und auch die Ausschüttung von mehr Insulin nicht hilft, in die Glykogen-gemästeten Zellen mehr Zucker einzuschleusen, so steht am Ende der Umschlag in einen enormen und nicht mehr zu befriedigenden Energiebedarf, der schließlich zur Kachexie führt.

## 12. Säure-Basen-Haushalt

Adrenalin bzw. dessen Mangel spielt, wie wir gesehen haben, in der hier vorgetragenen Hypothese die zentrale Rolle. Da seine Stabilität und Wirkung im Organismus nur bei einem Blut-pH-Wert von 7,4 gegeben ist, ist es notwendig, den Säure-Basen-Haushalt des Organismus in seinen wesentlichen Aspekten zu erörtern.

> Der pH-Wert (lat. *potentia Hydrogenii* Stärke des Wasserstoffs) mißt die Stärke von Säuren und Basen. Gemessene Werte liegen auf einer Skala zwischen 0 und 14 mit dem Neutralpunkt 7 für Wasser in der Mitte. Je stärker eine Säure, umso kleiner ihr pH-Wert; je stärker eine Base umso größer ihr pH-Wert. Säuren und Basen verhalten sich in ihren chemischen Reaktionen gegensätzlich, zusammengebracht bilden sie neutrale Salze. Spielt sich gesundes Leben hauptsächlich im basischen Bereich ab, gibt es dennoch starke Abweichungen: Magensaft z.B. ist stark sauer mit einem pH-Wert zwischen 1,2 und 3,0, Harn kann zwischen 4,8 und 8,0 schwanken, Muskeln liegen, weil sie fast ständig arbeiten, mit 6,9 im leicht sauren Bereich. Hier soll aber vornehmlich das Gleichgewicht von Blut-pH-Wert und Gewebe-pH-Wert betrachtet werden.

Bei einem gesunden Menschen findet man im Organismus einen Blut-pH-Wert von ca. 7,4 und einen etwas alkalischeren Gewebe-pH-Wert von bis zu 7,7. Es wird stets versucht, dieses leichte Gefälle mittels komplizierter Stoffwechselvorgänge (Pufferung, Bildung von Salzen usw.) unter allen Umständen aufrecht zu erhalten, wodurch garantiert ist, daß alle Zellen in ihrem ungeheuer fein abgestimmten und ausgewogenen Zusammenspiel reibungslos funktionieren. Es besteht eine Gesetzmäßigkeit, die besagt, daß sich die Veränderung des pH-Werts des Blutes der des Gewebes umgekehrt proportional verhält, d.h. wenn der pH-Wert des Blutes saurer wird, dann wird der pH-Wert des Gewebes alkalischer und umgekehrt.[21]

Länger andauernde Störungen des Säure-Basen-Gleichgewichts müssen geradezu notgedrungen zur Schädigung verschiedener Zellen führen. Kommt es z.B. durch extreme Säurebildung im Darm (pathologische Zusammensetzung der Darmflora, schädliche Ernährungseinflüsse u.a.) zu einer länger andauernden Übersäuerung des Blutes, so werden überschüssige saure Stoffwechselprodukte, die nicht ausgeschieden werden können, im Gewebe abgelagert, um wenigstens einen normalen Blut-pH-Wert zu gewährleisten. Eine zunehmende Übersäuerung des Gewebes ist die Folge, die u.U. zur Einschränkung der Zellatmung führt[22] und damit zu einer Verlangsamung der Zellstoffwechsel-Vorgänge mit Anfall pathologischer Zellstoffwechsel-Produkte. Durch Bildung von Salzen kann es so z.b. zum Auftreten von Stein-Leiden kommen (Gallen- und Nierensteine, Gicht u.a.). Und da eine zunehmende relative Ansäuerung des Gewebes gemäß der oben genannten Gesetzmäßigkeit eine zunehmende relative Alkalisierung des Blutes zu Folge hat, entstehen zunehmend Störungen des Hormonhaushalts (Hormone sind zum großen Teil extrem abhängig vom Vorhandenseins eines bestimmten Blut-pH-Werts) – eine Ausgangssituation für die verschiedensten Krankheiten, darunter Krebs.

Es würde allerdings den Rahmen dieses Buches sprengen, auf die komplizierten Grundlagen der pH-Wert-Forschung näher einzugehen. Ich möchte nur den wesentlichen Schluß aus diesen kurzen Bemerkungen über den Säure-Basen-Haushalt ziehen und die Behauptung aufstellen, daß fast alle chronischen Leiden einschließlich der malignen Erkrankungen zu heilen wären, wenn es gelänge, das normale Verhältnis zwischen Blut-pH und Gewebe-pH wiederherzustellen. An dieser Stelle wird auch besonders deutlich, daß eine Krebskrankheit eine lange Vorgeschichte hat und daß stets mehrere Faktoren zusammenspielen. Der Säure-Basen-Haushalt berührt den zentralen Punkt der Hypothese – Adrenalinmangel – insofern, als eben die Stabilität und Wirksamkeit von Adrenalin, wie schon erwähnt, nur bei einem Blut-pH-Wert um 7,4 gegeben ist. Wie in dem späteren Kapitel über die Therapie beschrieben wird, gilt daher mein erstes Bemühen auch der Wiederherstellung eines gesunden Säure-Basen-Gleichgewichts, wobei optisch rechtsdrehende Milchsäure (RMS) die entscheidende Rolle spielt.

Optisch rechts- bzw. linksdrehend nennt man eine Substanz, die die Schwingungsebene von linear polarisiertem Licht bei dessen Durchtritt nach im Uhrzeigersinn rechts bzw. links verändert.

Die Vorlage dazu liefert die Natur selbst; denn bei jeder Art von Bewegung – Glykolyse im Muskel – wird gewöhnlich rechtsdrehende Milchsäure erzeugt, die nach meiner Ansicht physiologischerweise die

Adrenalin-Produktion wieder anregt, indem „gemeldet" wird, daß im Muskel Glukose gebraucht wird: das Auftreten von RMS im Blut führt zur Ausschüttung von Adrenalin, zur Glykogenolyse und nicht zuletzt auch, was ja aus dem täglichen Leben sehr gut bekannt ist, zur Temperatursteigerung, Gefäßerweiterung, Steigerung des Minutenvolumens des Herzens, zur Verbesserung des Sauerstoffangebots, kurzum zur Steigerung des Stoffwechsels mit Förderung der Zellatmung und der Folge, daß pathologische, saure Stoffwechselprodukte schneller aus dem Gewebe eliminiert werden können. Was in unserer bewegungsarmen Lebensweise mittlerweile eine Binsenweisheit ist – Bewegung, möglichst an frischer Luft, erhält gesund – bekommt somit eine spezifische Bedeutung in der hier diskutierten Krebsentstehungs-Hypothese.

Eine bei Krebs-Patienten häufig zu beobachtende Begleiterscheinung ist die offensichtlich nur schwer zu ertragende und über Normalmaß weit hinausgehende chronische Müdigkeit, auch Fatigue genannt (engl. und franz. *fatigue* Ermüdung, Anstrengung, Strapaze). Die *Sahlgrenska Academy* in Göteborg, Schweden, hat dazu eine breitgefaßte Bestandsaufnahme[23] vorgelegt. Interessant sind die ärztlichen Empfehlungen zur Linderung der mit Teilnahmslosigkeit, Antriebsschwäche, depressiven Verstimmungen einhergehenden Müdigkeit. Hilfreich sei ein gewisses Maß an körperlicher Belastung: „Der krebsbedingten Müdigkeit sollte man grundsätzlich nicht mit übermäßiger Ruhe begegnen. Sport und die Behandlung mit Erythropoetin bei erwiesener Blutarmut sind die einzigen Maßnahmen, die die Erschöpfung tatsächlich lindern können. Für den Sport empfiehlt sich ein leichtes Aerobictraining, das Gehen auf dem Laufband oder leichtes Fahrradfahren. Je nach Art der Erkrankung und je nach Zustand des Patienten kann sogar ein leichtes Krafttraining sinnvoll sein."[24] Wie man sieht, drängt sich eine Korrelation zwischen Adrenalinmangel, Übersäuerung des Gewebes und Fatigue geradezu auf. Wenn Muskelarbeit Linderung bringt, dann ist dies verbunden mit Anregung der Adrenalin-Ausschüttung und den oben beschriebenen Konsequenzen. Vielleicht wird man einwenden, dies sei ja trivial, Bewegung sei doch immer gut. Das ist schon richtig, aber abgesehen davon, daß bei einer Reihe von Erkrankungen Ruhe absolut notwendig ist, wird hier Muskeltätigkeit und Krebs ausdrücklich in positiven Zusammenhang gebracht. Man kennt diesen Zusammenhang zwar (noch) nicht genau, aber er besteht. Die hier vorgestellte Krebsentstehungs-Hypothese bietet eine plausible Erklärung.

Bewegung ist außerdem anzuraten, um dem weitverbreiteten Phänomen Streß entgegenzuwirken, ein weiterer wichtiger Faktor in der Hypothese.

## 13. Streß

Mit diesem Kapitel nähern wir uns langsam den Phasen der Krebs-entstehung, zu deren Verständnis es notwendig war, einige für die Hypothese grundlegenden Begriffe zu klären. Jetzt kommen wir zu einem weiteren entscheidenden Punkt der Krebsentstehungs-Hypothese: dem Streß, einem besonders in unserer modernen Lebenswelt vieldiskutierten Phänomen. Mit dem Wort Streß wird umgangssprachlich häufig ein Zustand unangenehmer Überforderung beschrieben, was einigermaßen unscharf bleibt, wie es eben in der Umgangssprache üblich ist. Nach meinem Wissen geht das Wort auf *Hans Selye*[25] zurück, der aber selbst auf die eigentlich irrige Verwendung des Begriffes hinwies.

> „Viele Jahre später hat das British Medical Journal in einem etwas sarkastischen Kommentar des Herausgebers – nach *Selyes* Meinung sei Streß seine eigene Ursache – meine Aufmerksamkeit auf diesen bedauernswerten Irrtum gelenkt [...] Ich hätte unterscheiden sollen zwischen Streß und dem, was ihn verursacht. Ich hätte von biologischem „strain" sprechen sollen, der durch biologischen „streß" hervorgerufen wird. Doch zu der Zeit war es bereits zu spät, den Terminus zu ändern [...] Deshalb beschloß ich, noch einen Neologismus in die englische Sprache einzuführen – nämlich den Terminus „stressor". So konnte ich den Terminus „biologischer Streß" beibehalten für die Reaktion, für die er allgemein benutzt worden war, und „Stressor" für den Wirkstoff (agens), der ihn erzeugt."[25]

Die Termini Streß (für Anstrengung, Anspannung, Druck, Überlastung, Nervosität, Strapaze, Körperalarm) und Stressor (für Streßauslöser) sind heute im Alltag und in der Forschung allgemein akzeptiert, gleichwohl gibt es unterschiedliche Definitionen, Theorien oder Modelle.

> Nach der Streßtheorie von *Cannon* (1932) führen Stressoren zu einem sogenannten fight-flight-Syndrom (engl. *fight* Kampf, *flight* Flucht), d.h. der Organismus wird für eine defensive Aggression oder Flucht in Bereitschaft versetzt, was über die plötzliche Ausschüttung der Streßhormone Adrenalin und Noradrenalin bewerkstelligt wird. Die damit einhergehenden physiologischen Prozesse wurden bereits geschildert.

Die Streßtheorie von *Selye* (1957) beschreibt das Allgemeine Anpassungssyndrom, das sich in drei Phasen unterteilt: Alarmreaktion, Widerstandsphase und Erschöpfungsphase.

Daneben gibt es weitere Modelle. Erwähnt seien nur:

- Das kognitive Modell von *Lazarus* (1974), das drei Stufen der Streßverarbeitung enthält. Zunächst kommt die Wahrnehmung und Beurteilung der Gefährlichkeit einer Situation. Anschließend erfolgt eine Bewertung antizipierter somatischer Schädigungen, psychologischer Verluste und psychosozialer Kosten. Daneben werden verfügbare Alternativen zur Bewältigung der Situation erwogen, wie Angriff oder Flucht, Änderung der Bedingungen, Verleugnung der Lage und ähnliches. Schließlich erfolgt die Neubewertung der veränderten Ausgangslage, die zu pathologischen Anpassungen führen kann.

- Das Streßmodell nach *Janke*. Im Mittelpunkt steht die *black box* (engl. schwarzer Kasten), in der Stressoren wahrgenommen und verarbeitet werden. Wie das geschieht, hängt von bestimmten Persönlichkeitsmerkmalen ab und ist, als Reaktion, auf physiologischer, psychologischer und verhaltensmäßiger Ebene beobachtbar. Es hängt ebenso von allgemeinen Persönlichkeitsfaktoren (z.B. Neurotizismus) ab, warum Stressoren als Reize aufgenommen werden.

Ganz allgemein kann gesagt werden, daß jede Lebenssituation, die besondere Anforderungen, physische als auch psychische, an unsere Anpassungsmechanismen stellt, Streß erzeugt. Es gibt kein Leben ohne Streß – auf der anderen Seite könnten wir ohne Streß auch nicht leben. Das allein zeigt schon, daß wir es hier mit einem Gleichgewichtsphänomen zu tun haben: übermäßiger Streß (Hyperstreß) ist ebenso schädlich wie zuwenig (Hypostreß). Es gibt ferner guten Streß (Eustreß, griech. *eu* gut, echt) und sein Gegenteil (Disstreß). Jeder kennt wahrscheinlich Situationen freudiger Erregung, gar Euphorie oder solche lähmender Frustration, gar Depression. Es ist unschwer einzusehen, daß eher Disstreß krank machen kann als Eustreß, und daß man umso wahrscheinlicher krank wird, je länger Disstreß andauert. Ferner spielen temporäre, psychische Dispositionen eine Rolle, die zu unterschiedlichen Reaktionsweisen in vergleichbaren Situationen führen, neben anderen Persönlichkeitsmerkmalen, auf die noch einzugehen sein wird. Was das eine Mal zum Anheben/Absenken des Eustreß-/Disstreß-Pegels geführt hat, kann ein andermal diesen absenken/anheben. Das Streben nach Erfolg und schließlich das Erfolgserlebnis selbst sind in vielen Fällen sehr befriedigend, der

Erfolgsdruck, der sich bei uneingestandener Selbstüberforderung aufbauen kann und, später, eine Art Melancholie des Erreichten können das an sich Wohltuende schädigend überlagern. Das als morgendliche Pflicht erfahrene, an sich Eustreß fördernde Jogging kann zum Disstreß entarten, genau so wie man transzendentale Meditation als quälende Langeweile erfahren kann, wenn man sich darauf nicht versteht.

Das Thema soll hier nicht weiter vertieft werden, ich möchte Streß und seine Folgen lediglich diskutieren, so weit es für die Krebsentstehungs-Hypothese relevant, mehr noch, von entscheidender Bedeutung ist. Dabei möchte ich mich eng an die Arbeiten von *Selye* anlehnen, weil die jahrelange Entwicklung einer Krebskrankheit nach meiner Meinung im Grunde dem von *Selye* propagierten Allgemeinen Adaptionssyndrom (in der Literatur auch als *Selye Syndrom* bezeichnet) entspricht, welches in drei Phasen verläuft:

Die *erste* Phase, die Alarmreaktion, ist gekennzeichnet durch noch nicht vorhandene Anpassung. Es kommt zum Schock mit Blutdruckabfall, Bluteindickung und vermehrter Kapillarpermeabilität (-durchlässigkeit). Auf den Schock folgt der Gegenschock mit Adrenalin-Ausschüttung, Schüttelfrost, Blutdruckanstieg und Temperaturerhöhung.

Die *zweite* Phase, die Widerstandsphase, ist gekennzeichnet durch optimale Adaption, Bildung von Immunkomplexen, Anpassung des Kreislaufs u.a..

In der *dritten* Phase, der Erschöpfung, kommt es zu Nekrosen in den Nebennierenrinden, Involution des thymo-lymphatischen Apparates, Auftreten von Magen-Darm-Ulcera u. a.. Soweit in äußerster Kurzfassung *Selye*.

Wir richten hier das Augenmerk besonders auf die dritte Phase. Für mich steht außer Zweifel, daß ein wesentlicher Faktor des Erschöpfungssyndroms das Versiegen der Adrenalin-Produktion aufgrund der Erschöpfung des chromaffinen Systems ist. Hier ist der Dreh- und Angelpunkt zur Krebsentstehungs-Hypothese. Mit Sicherheit sind im Dauerstreß nicht nur die Rindenanteile der Nebennieren atrophisch geworden, sondern insbesondere die am meisten überforderten Markanteile einschließlich der chromaffinen Ganglien.

Die Streßursache, also der Stressor, kann äußeren (Nikotin, Asbest, energiereiches UV-Licht, radioaktive Strahlung usw.), infektiösen (Retro-Viren usw.) oder seelischen (schwere Schicksalsschläge) Ursprungs sein. Letzterer wurde noch bis in die Anfänge der achtziger Jahre in Frage gestellt, nach Etablierung eines neuen Wissenschaftszweiges jedoch – der Psycho-Neuro-Immunologie – gab es bald darauf auch eine Psycho-Neuro-Immuno-Onkologie, die, kurz gesagt, den Zusammenhang herstellte zwischen den Zentren des Großhirns, in welchen psychische Einflüsse verarbeitet werden, und z.B. den vegetativen Zentren des Organismus.

Sehr häufig findet man in der Anamnese Krebskranker viele schwere Schicksalsschläge oder sonst irgendeinen belastenden Zustand, der den Patienten jahrelang gequält hat, bis dann ein letztes, unerträgliches Ereignis eine bis dahin sich entwickelnde Krebserkrankung offen zu Tage treten läßt. In der Fachliteratur finden sich dazu Belege: „Eine signifikante Abschwächung der zellulären Immunfunktionen wurde bei 26 Versuchspersonen 6 Wochen nach dem Tod des Ehegatten festgestellt. Personen mit hohem Streß und geringer Symptomatik hatten die höchste, Personen mit hohem Streß und ausgeprägter Symptomatik die geringste NK (*natural killer cells*) Aktivität.“[26] Tierversuche weisen in die gleiche Richtung: „Riley hatte bei Mäusen eine präventive Funktion von Streßreduzierung auf das Entstehen von Brustkrebs bei weiblichen Mäusen beschrieben. Unter Laborbedingungen im Streß gehaltene Mäuse wiesen nach einem Jahr in 80% bis 100% Brustkrebs auf. Tiere desselben Stammes entwickelten bei Streßreduzierung nur in 10% Tumoren.“[26] Bei Mäusen konnten eindeutig Beziehungen zwischen Streß und Plasmakortikosteron-Spiegel nachgewiesen werden. Zerstörung zirkulierender T-Lymphozyten und Thymus-Involution durch erhöhte Cortison-Produktion werden als Gründe für verminderte Immunkompetenz angegeben.

Es spielt aber, wenn man die hier vertretene Hypothese zugrunde legt, nur eine untergeordnete Rolle, welche Art von Stressor langandauernd oder auch intermittierend auf den Organismus einwirkt. Am Ende führen sie alle zur Erschöpfung des chromaffinen Systems und damit zur Abnahme und letztlich zum Versiegen der Adrenalin-Produktion mit allen Folgen. In dieses Bild passen die Virus-Theorie (besonders die sogenannten langsamen Viren werden darin als Dauer-Stressoren angesehen), die

Theorie vom chronischen Reiz (Pfeifenraucher-Lippenkrebs, Schneeberger Lungenkrebs, Silikose-Krebs, Kaminkehrer- und Asbestarbeiter-Krebs usw.), die Theorie von der Auslöserrolle des Nikotins wie auch die Vererbungstheorie (ein leistungsschwaches chromaffines System kann schon ererbt oder durch Mangel an Muttermilchernährung im Säuglingsalter erworben werden).

Auch die Hypothese, daß chronische Eiterherde zur Entstehung maligner Erkrankungen beitragen, wird verständlich, denn solche Herde zwingen den Organismus beständig lokale Abwehrmaßnahmen zu ergreifen, schließlich bis zur Erschöpfung des chromaffinen Systems.

Auch auf molekularer Ebene hat der Terminus Streß Eingang gefunden. Neuere Forschungen liefern interessante Zusammenhänge für die eben erörterten Sachverhalte. Die molekulare Epidemiologie, eine noch junge Wissenschaft, kennt den sogenannten *oxidativen* Streß und versteht darunter ein molekulares Geschehen, das direkt mit ungesunder Ernährung, mit Nikotingenuß, mit chronischen Entzündungen, aber auch mit Asbest oder Schwermetallen wie Eisen und Kupfer in Zusammenhang gebracht wird. Es geht dabei immer um äußerst reaktionsfreudige Moleküle, freie Radikale genannt, die in der Lage sind, Basen der DNA zu oxidieren, also den Grund für fehlerhaftes Ablesen bei Zellteilungen legen, was normalerweise durch körpereigene Enzyme oder Antioxidantien (Vitamine C und E) in Schach gehalten wird. Im Übermaß vorhanden fördern sie jedoch maligne Entartungen.

Einige Bemerkungen auch zur Situation eines Menschen, der zumeist mitten im aktiven Leben stehend unvermittelt mit der Diagnose Krebs konfrontiert wird; dies hat etwas von der Art, sein Todesurteil vernommen zu haben, selbst bei reichlich aufgeklärten Zeitgenossen. Nach langer Zeit mit Streß erfährt er gewissermaßen dessen Potenzierung durch die hinzugetretene Angst um sein Leben, ferner durch die Sorge, sich einer Therapie unterziehen zu müssen, die fast immer den Mut der Verzweiflung erfordert und deren Erfolg nach gängiger Alltagsmeinung doch höchst zweifelhaft ist – und was immer in seinem Kopf noch herumgehen mag und schwere Bedrückungen auslöst. Was in einer solchen existentiellen Grenzsituation, die nicht selten zum ersten Mal erlebt wird, notwendig wäre, nämlich absolute psychische (natürlich auch physische) Streßvermeidung, muß als sein genaues Gegenteil und mit subjektiv empfundener Unabänderlichkeit schicksalhaft durchlitten werden. Hat er sich dann in seiner Not zu einer Primärtherapie entschlossen, tritt zusätzlich ein hohes Maß an physischem Streß hinzu. Denn sowohl Operation als auch Bestrahlung oder Chemotherapie sind derart radikale Eingriffe in den Organismus, daß der erlittene Hyperstreß einer solchen Behandlung eine momentane völlige Lähmung der Abwehrfunktionen herbeiführt. (Manchmal führen diese Maßnahmen aber auch zum Erfolg, was als „Stoß ins Vegetativum" interpretiert wird, der das chromaffine System sogar wieder in Gang bringen kann – doch verlassen sollte man sich darauf natürlich nicht.)

Hat schließlich der Patient auch diese Eingriffe überstanden, belastet von nun an vordem nicht gekannter Disstreß sein weiteres Leben: beeinträchtigtes Selbstwertgefühl, vollkommen veränderte Lebensbedingungen, aber vor allem die Angst vor einem Rezidiv, was für alle Krebsarten gilt – es besteht die große Gefahr, in einen Teufelskreis hineinzulaufen, der darin besteht, daß die neuen Sorgen als Stressoren wirken und geradewegs zu einer Zustandsverschlechterung führen, die, dann bewußt als Lebensbedrohung wahrgenommen, erneut die Sorgen verstärken usw. (erhöhte Streßreaktivität). Euphemistisch gesagt: die „Leichtigkeit des Seins" (frei nach *Milan Kundera*) scheint ein für alle Mal dahin zu sein, falls sie denn je bestanden hat.

Spätestens an dieser Stelle wird deutlich, glaube ich, wie wichtig es ist, sich über die Krebsentstehung klar zu werden und entsprechende Schlüsse daraus zu ziehen, was die Primärtherapien allesamt und offenkundig völlig außer acht lassen. Es soll durchaus nicht der Stab über sie gebrochen werden, aber letzten Endes ist ja z.B. jeder chirurgische Eingriff immer nur eine palliative (krankheitsmildernde, selten wirklich heilende) Maßnahme. (Es ist äußerst fragwürdig, jemanden für „frei von Metastasen" zu erklären, wenn man zugleich weiß, daß eine röntgenologisch oder palpatorisch (abtastend) nachweisbare Metastase einen Mindestdurchmesser von 0,5 cm haben muß, die dann aber bereits aus Millionen Zellen besteht).

Das alles sind aber Gedanken über Streß zu einem Zeitpunkt, wo andere Stressoren bereits lange Jahre einwirkten und zu dem beklagenswerten Zustand der Krebskrankheit geführt haben. Eine Therapie auf der Grundlage der hier vorgestellten Hypothese wird durch die Kenntnis

dieser Zusammenhänge sicher nicht einfacher, dafür aber erfolgverspre-
chender, wie ich meine.

## 14. Gibt es die typische Krebspersönlichkeit?

Wenn Tumore familiär gehäuft auftreten, liegt der Verdacht nahe, daß erbte Gendefekte die Ursache sind. Dies trifft beispielsweise für einen Teil der Darmkrebserkrankungen zu (bei sogenannter familiärer adenomatöser Polyposis entwickeln sich im Dickdarm viele Polypen, die maligne entarten können). Auch bei Brustkrebs kann eine ererbte Disposition vorhanden sein. In diesem Kapitel seien aber diese Fälle außer acht gelassen; es sollen vielmehr Persönlichkeitsmerkmale in den Vordergrund gerückt werden.

Bereits im antiken Griechenland wurden vier Persönlichkeitstypen in einer Temperamentenlehre unterschieden. Der Arzt und Philosoph *Hippokrates* (460 – 377 v.Chr.) nannte sie Choleriker, Melancholiker, Phlegmatiker und Sanguiniker und verband damit nicht nur die kosmischen Elemente Feuer, Erde, Wasser und Luft, sondern auch entsprechende Körpersäfte wie gelbe Galle, schwarze Galle, Phlegma und Blut. Man kannte noch keine Hormone und Stressoren, aber die Ansicht, daß schwarze Galle Menschen zu Melancholikern macht, ist doch schon höchst bemerkenswert, da ein *psycho-physiologischer* Zusammenhang hergestellt wird. Im Mittelalter war man der Meinung, daß ein Mensch, der Krebs hatte, ein eher depressiver und „langsamer" Typ war, und man sprach ebenso von der schwarzen Galle, die ihn dazu machte.

Heute wird jeder erfahrene Krebstherapeut bestätigen, daß Karzinom-Patienten typische Persönlichkeitsmerkmale entwickelt haben, womit wir beim eigentlichen, zweigeteilten Kern der Frage sind: läßt sich eine Persönlichkeit charakterisieren, die typischerweise wahrscheinlicher *in Zukunft an Krebs erkranken* wird bei vergleichbaren Lebensumständen als eine andere, oder soll diese Charakterisierung lediglich vorgenommen werden für jemand, der *bereits Krebs entwickelt* hat, um sie zu vergleichen mit einem beliebigen Gesunden?

Tatsächlich unterscheidet man heute zwei sogenannte Angsttypen zunächst bei *gesunden* Menschen: den Vagotoniker und den Sympathikotoniker (lat. *tonus* Spannungs-, Erregungszustand). Die Unterschiede werden im Reaktionsmuster in Streßsituationen deutlich. Während es beim Vagotoniker zu einer Überreaktion des parasympathischen Nervensystems kommt mit Deaktivierung der Herz- und Atemtätigkeit, Nachlassen der Muskelspannung u.ä. (vergleichbar der Duldungsstarre oder dem Totstellen bei Tieren), wird beim Sympathikotoniker das sympathische Nervensystem aktiviert mit Erhöhung der Kampf- oder Fluchtbereitschaft bei gesteigerter Herz-, Atem- und Kreislauftätigkeit. *Die* eine fügt sich fast ohnmächtig und gelähmt in die Situation während *der* andere, aufs höchste mobilisiert, aktiv die Bedrohung angeht. Ich habe bewußt geschrieben: *die* eine [...] *der* andere, weil vagoton eher mit weiblich assoziiert wird und sympathikoton eher mit männlich (ich höre schon die Proteste). Diese unterschiedlichen Charakteristika sind sicher evolutionär erklärbar, bieten sie doch jeweils bestimmte Vorteile (manch aggressive Tiere lassen ab, wenn man als Opfer Unterwerfung oder Totsein signalisiert, anderen geht man am besten schnellstens aus dem Weg oder tötet sie, um nicht selbst getötet zu werden). Das weist also auf eine genetische Ausstattung hin, hinzukommen natürlich überlagernde oder sublimierende kulturelle und Umweltfaktoren. Diese so definierten Verhaltensweisen begründen, wie ich meine, von sich aus keine Disposition für eine Krebserkrankung, der entscheidende Punkt sind die sich abspielenden psychophysiologischen Abläufe bei Streßbewältigung während und nach *langanhaltender Einwirkung von Stressoren* bei beiden Personengruppen. Und da scheinen die Sympathikotoniker im Vorteil zu sein, einfach deshalb, weil ihre Streßbewältigungs-Strategien günstiger sind.

Eine weitere Charakterisierung, mit gegenteiliger Einstellungsrichtung, ist als ‚introvertiert‘ und ‚extrovertiert‘ bekannt.[27] Wie man beobachtet hat, zeigen Introvertierte auf einwirkende Stressoren stärkere physiologische Reaktionen, größere innere Anspannung und Selbstbetroffenheit, während Extrovertierte, ähnlich dem Sympathikotoniker, eher streßentlastende Aktivitäten entfalten. Es gilt aber, was die mögliche Krebserkrankung angeht, das gleiche wie eben ausgeführt. Entscheidend ist die Streßbewältigung langeinwirkender Stressoren. Gelingt sie nicht oder nur unzureichend, dann zeigt der Betroffene mehr oder minder Merkmale von Introversion bzw. Vagotonie, denen die bereits beschriebenen physiologischen Ursachen zugrunde liegen.

Was also die Krebspersönlichkeit angeht, so kann man am ehesten sagen, daß diese sich im Verlauf der Krankheit eben in typischer Weise entwickelt: so lange Adrenalin, und später z.B. Schilddrüsenhormone, noch in genügender Menge produziert werden, werden die Patienten so unterschiedlich sein wie andere Menschen auch. Wenn aber diese das sympathische Nervensystem anregenden Hormone später ausfallen, dann entwickelt sich eben die nun wirklich typische Krebspersönlichkeit: auffallend angepaßt, unaggressiv, erduldet und erträgt sie ihr Leid in erstaunlich disziplinierter Weise und hat verlernt, über wahre Gefühle und Ängste zu sprechen. Sie ist Vagotoniker geworden, *wenn sie es nicht schon war*. Nach erfolgreicher Therapie allerdings – gemeint ist eine Therapie, die die Adrenalin-Produktion wieder in Gang gebracht hat – hört man dann öfter Klagen der Partner, weil nun der vorher so liebe und brave Patient plötzlich einen eigenen Willen zu äußern beginnt und vehement versucht, sein Leben in eine neue Richtung zu bringen – unübersehbare sympathikotone Eigenschaften (aber: Messungen bei Sarkom- (Geschwulst) und Leukämiepatienten haben ergeben, daß bei ihnen *kein* Adrenalinmangel vorliegt, sie haben häufig Fieber und Schweißausbrüche, was alles durchaus zum Bild des Sympathikotonikers paßt). Gelingt die Umstimmung eines Krebs-Patienten vom Vagotoniker zum Sympathikotoniker (auch wenn er dies als Gesunder zuvor nie war), dann ist er schon halb gerettet.

## 15. Phasen der Krebsentstehung

Wir haben jetzt alle Bestimmungsstücke beisammen, die zum Verständnis der Krebsentstehung gemäß der vorgestellten Hypothese notwendig sind (Erschöpfung des chromaffinen Systems durch langandauernden Streß, Adrenalinmangel, Immuninsuffizienz, gestörter Antagonismus von Adrenalin und Insulin, schädlich nebenwirkende Hormonersatz-Reaktionen, paraneoplastische Hormonveränderungen, gestörter Säure-Basen-Haushalt, vagotone Disposition). Maligne Erkrankungen können aus heiterem Himmel als Tumoren zutage treten und den Patienten so urplötzlich vor die Frage stellen, warum gerade er betroffen ist, wo er doch immer so gesund gewesen ist und sich absolut keine Ursache vorstellen kann, die zu seiner schweren Erkrankung geführt haben soll. (Meine jedes Mal verblüffend-verstörende Antwort darauf ist: *„Sie waren nie krank, weil Sie nie gesund waren“*.) Dieses „Gesund-gewesen-sein" ist fast eine typische Behauptung der meisten Patienten und es folgt dann bei Befragung auch sofort die berühmte „leere Anamnese". Wie meine Erfahrung zeigt, waren Krebs-Patienten tatsächlich selten richtig krank und hatten auch fast niemals etwa schwere Unfälle erlitten oder Operationen durchstehen müssen. Aber es zeigt sich auf Nachfrage immer wieder, daß ca. fünfzehn bis zwanzig Jahre vor Auftreten des Tumors das Leben der Betroffenen durch langandauernde Einwirkung entweder von krebsfördernden Noxen (Nikotin, Asbest, schädliche Abgase, hartes UV-Licht, Retro-Viren, falsche Ernährung ... die Liste ließe sich fast beliebig verlängern) oder aus Ausnahmesituationen resultierende psychische Einflüsse gestört worden war. Diese lange Zeit war also in den meisten Fällen nötig, um zur Entstehung eines Tumors zu führen. Im Einklang mit der hier erörterten Hypothese bedeutet das, daß offensichtlich und tatsächlich nach dem Ausfall von Adrenalin alle nur möglichen Ersatzreaktionen vom Organismus eingesetzt werden, um sein weiteres Existieren zu ermöglichen. Erst wenn die so mobilisierten letzten lebensbewahrenden Funktionen zusammengebrochen sind, zu denen der Organismus aufgrund seiner überaus hohen Flexibilität seiner sich selbst organisierenden Prozesse in der Lage ist, bekommt der Tumor seine Chance zum dann fast ungehinderten Wachstum.

Unter dem besonderen Blickwinkel der sich über Jahre verändernden Immunlage eines Menschen, der Krebs entwickelt, lassen sich verschiedene Stadien beschreiben: nach einem ersten Stadium der sogenannten *Normergie*, also der regelrechten, d.h. nicht-allergischen Reaktionsbereitschaft des Organismus auf einen Reiz (eine Infektion, ein erstmaliger Allergenkontakt usw.), in dem noch eine normale durch Adrenalin-Ausschüttung provozierte Abwehr funktioniert – akuter Typ, also: Fieber, Schwitzen, Granulozytose, Entfernung schädigender Allergene durch Makrophagen, Bildung von Leukozyten-Interferon und gesteigerter Stoffwechsel mit Verbesserung der Kanalisation (Niere, Leber, Haut) zur Eliminierung entstandener Schlacken – tritt ein Stadium der *Allergie* auf, gekennzeichnet durch Fehlreaktionen vom jetzt nicht mehr sympathikotonen, sondern vagotonen Typ. In einer akuten Immunphase treten anstatt Granulozyten und Makrophagen jetzt Mastzellen, Lymphozyten und Plasmazellen auf den Plan und beim Zerfall von Basophilen und Thrombozyten entsteht Serotonin als Ersatzhormon für Adrenalin. Auch subfebrile Temperaturen können noch auftreten aber im großen und ganzen ist diese Reaktion schon nicht mehr ganz suffizient. Der Organismus wird gegebenenfalls auch nicht mehr wirklich mit einem schädigenden Agens fertig, eine neue Berührung damit hat nicht selten einen tödlichen Verlauf. Als nächstes Stadium, im Verlauf von weiteren Jahren auf dem Weg zum Krebs, tritt dann die heute als allergische Reaktion vom Spättyp bezeichnete *Hyperergie* auf, die mit chronisch allergischen Krankheitsbildern (bestimmte Formen des Asthma bronchiale, Kardiospasmus, chronisch-allergische Hautleiden, allergisches Ödem) einhergehen kann. Eine „alte Medizinerweisheit" sagt: ein Allergiker bekommt keinen Krebs. Soll heißen, solange ein Mensch noch zu allergischen Reaktionen fähig ist, hat er *noch* keinen Krebs, denn eine „falsche" Abwehr ist immer noch besser als gar keine. Und schließlich steht dann nach fortgeschrittener Zeit die vollkommene Reaktionslosigkeit, die *Anergie*, mit relativ raschem Tumorwachstum, mit dann nicht mehr zu übersehender Symptomatik.

An dieser Stelle mag der Einwand gemacht werden, daß ja durchaus Kleinkinder, Kinder und Jugendliche an Krebs erkranken können, die doch eigentlich keine hinreichend langen Dauerstreß-Vorlaufzeiten aufweisen, auf die also das Muster der verschiedenen Stadien der Krebsentstehung nicht ohne weiteres angewandt werden kann. In solchen Fällen tritt die Entwicklung des Nebennieren-Systems in den Vordergrund der Betrachtung. Das adrenalinproduzierende (chromaffine) System ist Teil des Nebennieren-Systems, für dessen gesunde Entwicklung die ersten Monate im Leben von Kleinkindern entscheidend sind. Darüber hinaus erleiden Babys dauergestreßter Mütter, wie neuere Forschungen ergeben haben, schon im Mutterleib allen Dißstreß der Mutter mit. Es leuchtet ein, daß Kinder von unglücklichen Schwangeren mit höherer Wahrscheinlichkeit krebsgefährdet sind als solche von glücklichen Müttern. Eine größere Rolle spielt aber die Ernährung von Babys: gestillte Kinder entwickeln durch die aus der Muttermilch gebildete optisch rechtsdrehende Milchsäure (RMS) ein gesundes Nebennieren-System, das bei Neugeborenen nur angelegt, also noch nicht ausgereift und funktionsfähig ist. Bis dahin haben alle menschlichen (und ebenso tierischen) Babys eine noch funktionierende Thymus-Drüse, die nach Vollentwicklung des Nebennieren-Systems nach ca. drei bis acht Monaten atrophisch wird (aber in Notfällen reaktiviert werden kann, weswegen man heute Thymus-Extrakte bei malignen Erkrankungen einsetzt). Nicht gestillte, also mit abgekochten Baby-Milch-Produkten ernährte Kinder entwickeln – besonders wenn sie noch bewegungsarm sind – dann eben niemals ein gesundes Nebennieren-System, folglich auch kein leistungsfähiges chromaffines System, einfach weil die so wichtige RMS fehlt. Es stellt sich Adrenalinmangel ein, womit der Kernpunkt der hier diskutierten Krebsentstehungs-Hypothese berührt ist.

> In Tierversuchen mit neugeborenen Ferkeln (*G. Szylvay*) hat man einen Wurf in zwei Gruppen geteilt: die eine Gruppe ließ man an der Mutter trinken, die andere wurde künstlich ernährt. Nach Schlachtung der Tiere wurden die Nebennieren-Systeme beider Gruppen untersucht: im Gegensatz zu den mit Muttermilch ernährten Ferkeln hatten alle künstlich ernährten eindeutig schlecht entwickelte Nebennieren-Systeme.

Auch auf Sarkom- und Leukämiepatienten läßt sich das typische Muster der Phasen der Krebsentstehung nicht anwenden, denn sie produzieren zwar zur Genüge Adrenalin, das aber wegen des unphysiologischen Blut-pH-Werts nicht wirken kann.

## 16. Die Therapie

Der Ausgangspunkt einer erfolgreichen Therapie ist sofort gefunden, wenn man sich die Ursachen der Krebsentstehung vergegenwärtigt: Adrenalinmangel aufgrund langandauernder Einwirkung physischer, psychischer oder infektiöser Stressoren, Gewebeübersäuerung bei falscher Ernährung und/oder Lebensweise (Rauchen, Bewegungsmangel und dergleichen), womit das wesentliche schon genannt ist. Natürlich kann hier kein genereller Leitfaden entwickelt werden, die jeweils geeignete Behandlungsform hängt von vielen Umständen ab, wie Art des Krebses, Stadium der Erkrankung, Konstitution des Patienten usw., was jedem Krebstherapeuten bestens bekannt ist. Wenn ich anfangs gesagt habe, daß sich die hier dargelegte Hypothese und die sich daran ausrichtende Therapie von der klassischen Sichtweise und den Primärtherapien unterscheidet, so möchte ich an dieser Stelle auch nur darauf eingehen, was diese Unterschiede ausmacht, d.h. insbesondere, daß Operation, Chemotherapie oder Bestrahlung hier nicht erörtert werden, was aber nicht von vornherein oder kategorisch ihre sinnvolle (zusätzliche) Anwendung strikt ausschließen soll.

Die Entstehungsgeschichte einer Tumorerkrankung rückt natürlich in den Mittelpunkt meiner Überlegungen. Disstreß jeder Art (physisch, psychisch, infektiös) muß so weit wie nur irgend möglich vermieden werden; dazu zählen auch Nikotin- und Alkoholgenuß u.ä.. Wenn Adrenalinmangel von entscheidender Bedeutung ist, so ergibt sich gleichsam von selbst, daß eine entsprechende Diät eingehalten werden muß, die das chromaffine System nicht belastet.

### 16.1 Die Diät

Am Anfang jeder internen Krebstherapie muß zunächst

- eine gründliche Darmsanierung stehen, bei der auch gesunde Darmbakterien zugeführt werden müssen.

Für die empfohlene Diät gilt:

- frei von Kohlenhydraten, die in Zellen eingebaut werden können. Natürlich ist nicht jeder Zucker verboten: Fruchtzucker, Invertose, Sorbit und Lactose werden sofort verstoffwechselt, wenn man sie nicht in zu großen Mengen zu sich nimmt; auch für naturreinen Honig gilt dies, obwohl er mehrere „verbotene" Zucker enthält (Glukose, Dextrose, Saccharose); aber die Honig-Mischung ist optisch rechtsdrehend und wird daher nur bei relativ großen Mengen zu Glykogen umgewandelt; schließlich enthält Honig außer dem äußerst gesunden Propolis zahlreiche Vitamine und Spurenelemente, welche die Krebskrankheit günstig beeinflussen können;

- möglichst wenig (tierische) Fette mit hohem Anteil an gesättigten Fettsäuren; stattdessen (pflanzliche) Fette mit einfach ungesättigten Fettsäuren (z.B. Olivenöl, Sojaöl, Weizenkeimöl); Fette mit mehrfach ungesättigten Fettsäuren, die den Cholesterinstoffwechsel beeinflussen, durchaus maßvoll;

- reich an Vitaminen, Mineralstoffen, Spurenelementen und optisch rechtsdrehender Milchsäure (RMS);

- reichlich Flüssigkeit zur Eliminierung der Toxine, wobei sich Obstsäfte wegen ihres Gehalts an Vitaminen und Puffersubstanzen besonders eignen. Um einem weitverbreiteten Irrtum entgegen zu treten sei erwähnt, daß Mineralwasser für diese Aufgabe völlig ungeeignet ist – es ist nicht in der Lage, die im Gewebe eines Kranken gebildeten Salze auszuschwemmen, da es osmotisch weitgehend abgesättigt ist, Salze aus dem Gewebe also gar nicht mehr aufnehmen und ausleiten kann.

> Kleine Erinnerung an den Physik-Unterricht: zwischen zwei, durch eine semipermeable Wand getrennte Flüssigkeiten annähernd gleicher Konzentration (z.B. Salzgehalt) kann sich kein osmotischer Druck aufbauen, der zur Diffusion, also zum Ausgleich eines Konzentrationsgradienten, führt.

Stattdessen ist normales Trinkwasser (oder im Handel erhältliche Äquivalente) bestens geeignet und dazu noch billiger. Ganz verzichten sollte man auf Mineralwasser allerdings auch nicht, ist es doch, wie der Name schon sagt, ein mehr oder weniger wichtiger Lieferant von Mineralien und Spurenelementen (je nach Analyse). In die empfohlene Flüssigkeitsmenge von mindestens zwei Liter pro Tag sollte es aber nicht eingerechnet werden;

- wenig Fleisch, besonders wenig rotes Fleisch, um die Ansäuerung des Gewebes nicht zu verstärken; substituierend wird Fisch empfohlen;
- Vollkorn-Getreide-Produkte, die wegen ihres Schlackenreichtums und des Gehalts an Vitaminen der B-Gruppe zur Darmsanierung beitragen;
- und natürlich sollte ein großer Teil der Ernährung aus Obst und Gemüse bestehen, wobei alles, was roh genossen werden kann, auch roh gegessen werden und möglichst aus biologischem Anbau stammen sollte.

Wenn man dazu noch auf hinreichend Bewegung möglichst an frischer Luft, kein Nikotin, in Maßen alkoholische Getränke und wirksame Streßbewältigungs-Strategien hinweist, so ist bis hierher jedem einsichtig, daß diese Empfehlungen zunächst sehr unspezifisch sind und eigentlich immer gegeben werden können – man muß dazu nicht erst krebskrank geworden sein. (So richtig das ist, so wenig werden sie aber eingehalten, wie man mir zugestehen wird. Auf die Prävention komme ich im nächsten Kapitel noch zu sprechen.)

Die Folge der gründlichen Darmsanierung und der empfohlenen Diät ist allerdings erst einmal eine relativ rasche Gewichtsabnahme, die sehr schnell zu einem psychologischen Problem und einem Vertrauensverlust gegenüber dem behandelnden Arzt führen kann. Denn Krebs-Patienten verbinden Gewichtsverlust grundsätzlich mit einem Fortschreiten der Krankheit in Richtung Tod. Sie haben im Großen und Ganzen drei Ansprüche an eine gute Therapie: der Tumor soll kleiner und die Marker (speziell von Tumorzellen produzierte Stoffwechselprodukte) niedriger werden, sie wollen keine Schmerzen oder sonstigen Qualen erleiden und sie wollen nicht an Gewicht verlieren.

Selbstverständlich hat dieser Gewichtsverlust nicht das Geringste mit einem Fortschreiten der Krankheit zu tun, sondern es handelt sich erst einmal um einen Salz- und Wasserverlust aus dem Gewebe, der sich nach wenigen Monaten dieser Behandlungsmethode durch Aufbau neuer Muskelsubstanz wieder ausgleicht. Die hier vorgeschlagene krebsfeindliche Diät kann ja durchaus kalorienreich sein.

Die Erstellung genauer Labor-Untersuchungen ergibt dann, welche weiteren Maßnahmen zu ergreifen sind. Wie sieht z.B. die Elektrophorese aus? Bei niedrigem Albumin muß dieses ersetzt werden (durch Infusion von Human-Albumin), ebenso ersetzt werden muß γ-Globulin (durch Depot-Injektion von z.B. Beriglobin) wenn der Wert erhöht ist, da es sich bei der erhöhten Fraktion um immun-insuffiziente Para-Globuline handelt.

Fast immer leiden Tumorkranke an einer Eisenmangel-Anämie, was eine Therapie mit Eisenpräparaten in den meisten Fällen angeraten erscheinen läßt. Genau wie Eisen sollten auch die Mineralien Kalzium, Kalium und Magnesium bei einem nachgewiesenen Mangel zugeführt werden – hängt doch der Zellstoffwechsel wesentlich von der Möglichkeit des Austausches dieser Mineralien ab, die aber in einem übersäuerten Organismus vornehmlich zur Bildung von Salzen verbraucht werden und darüber hinaus also fehlen.

Auch ein eventueller Mangel an Zink, Kupfer oder Selen ist auszugleichen.

Allerdings muß darauf hingewiesen werden, daß Messungen im Serum nicht immer das wahre Bild zeigen – es kann zu einem Mangel im Gewebe gekommen sein (siehe normokalzämische Tetanie, einem Syndrom neuromuskulärer Übererregbarkeit bei Mangel an nicht gebundenen $Ca^{2+}$-Ionen), der sich im Serum nicht oder noch nicht zeigt, und man sollte sich dann unbedingt auf die klinischen Symptome verlassen.

Und natürlich muß das Verhalten der eventuell vorhandenen Marker beobachtet werden, denn fast alle Patienten machen ihr Wohl und Wehe vom Verhalten dieser speziell von Tumorzellen produzierten Stoffwechselprodukte abhängig: *wenn die Marker heruntergehen, ist der Patient glücklich, wenn sie steigen, geht die Welt unter.* Man hat ihm oder ihr ja erzählt, daß das Ansteigen eines Markers Tumorwachstum, das Abfallen Tumor-Stillstand bedeuten. Was man den Patienten aber *nicht* erzählt hat ist, daß Marker extrem hoch ansteigen können, wenn der Tumor zerfällt! Und wenn das dann tatsächlich während der Therapie passiert, dann ist das Entsetzen beim Patienten und dem nachbehandelnden Arzt jedes Mal groß und dieser rät sofort zu eingreifenden, natürlich „schulmedizinischen" Maßnahmen.

Ein extremer Anstieg der Marker ist jedoch verständlicherweise bei Tumorzerfall völlig normal und tritt bei der hier vorgetragenen Therapie bei ca. 6o Prozent der Fälle im vierten Behandlungsmonat auf, hervorgerufen durch einen entzündlichen Angriff auf die Tumorzellen, der sich auch im Laborergebnis nachweisen läßt: die Blutsenkung steigt an, die Leukocyten-Zahl erhöht sich, LDH, Alkalische Phosphatase und γ-GT steigen an, das rote Blutbild kann sich verschlechtern, ebenso der Leber-Test.

Fast ausnahmslos gehen diese Erscheinungen zusammen mit einer „Vergrößerung" der Tumoren einher, aber nach ca. zwei Monaten von allein zurück. Der Patient erfährt in dieser Zeit nichts anderes als das *Calor-Rubor-Dolor*-Syndrom einer akuten Entzündung. Schließlich muß manchmal mit Leber-Infusionen die Ausscheidung der entstehenden Abbauprodukte gefördert werden.

### 16.2 Säure-Basen-Verhältnis

Wenden wir uns nun dem Säure-Basen-Verhältnis von Gewebe und Blut zu. Ein Krebs-Patient leidet immer unter Übersäuerung des Gewebes, d.h. es liegt eine mehr oder minder stark ausgeprägte Umkehr des pH-Wert-Verhältnisses von Gewebe und Blut im Vergleich zu einem in diesem Sinne Gesunden vor. Verändert werden muß der Gewebe-pH-Wert von sauer nach alkalisch, um einem Tumor das für ihn günstige Milieu zu entziehen. Das ist allerdings leichter gesagt als getan, denn jegliche basenbildende Nahrung büßt ihre erhoffte Wirkung sehr früh ein, da sie bereits im Blut, also noch bevor sie ins Gewebe gelangen kann, zur Abpufferung verbraucht wird.

Der Organismus versucht stets über entsprechende Regelmechanismen den Blut-pH-Wert bei etwa 7,4 zu halten, was ja, wie wir schon gesehen haben, für die Stabilität der Hormone, insbesondere Adrenalin, unbedingt notwendig ist. Andererseits erinnern wir uns an die Gesetzmäßigkeit der umgekehrten Proportionalität der pH-Wert-Veränderung bei Gewebe und Blut: *sinkt* der Blut-pH-Wert, dann *steigt* der Gewebe-pH-Wert (und umgekehrt). Das gibt uns gewissermaßen einen Hebel an die Hand: ein ungesunder saurer Gewebe-pH-Wert könnte *indirekt* über die *Senkung* des leicht basischen Blut-pH-Werts *angehoben* werden. Wenn es gelänge, die frühzeitige Abpufferung von, in diesem Fall sauren, Substanzen, die den Blut-pH-Wert zu senken in der Lage sind, zu vermeiden, dann könnte man (indirekt) auch das Gewebe verändernd erreichen. Mit den gängigen sauren Produkten gelingt das allerdings nicht.

Es gibt jedoch eine Lösung dieses Problems und wieder steht die Natur selbst Pate. Im gesunden Organismus kommt es wegen der durch Bewegung ständig produzierten Rechtsmilchsäure und angepaßter Ernährung zu keiner Übersäuerung des Gewebes. Eine Einnahme von optisch rechtsdrehender Milchsäure RMS also ist angezeigt, denn diese Säure kann tatsächlich nicht abgepuffert werden, gelangt ins Blut und säuert es an. Eigene langjährige Untersuchungen haben das bestätigt. Dieses Vorgehen mag dem Laien zunächst widersinnig erscheinen, denn es soll durch Einnahme einer *Säure* das Gewebe *entsäuert* werden. Man muß sich die Zusammenhänge aber nur klarmachen und das Paradoxon verschwindet.

Durch Ansäuerung des *Blutes* mittels RMS kommt es also zur Absenkung des Blut-pH-Werts bis Gleichstand mit dem pH-Wert des Gewebes erreicht ist. Dies dauert beim Krebskranken, der eine angemessene Dosis (täglich 3x3o Tropfen) von RMS eingenommen hat, exakt fünf Wochen. Eigene Messungen des Blut-pH-Werts über viele Jahre haben dies immer wieder bestätigt. Am ersten bis ca. vierten Tag der sechsten Woche kommt es dann zur Ausschüttung der sauren Substanzen aus dem Gewebe ins Blut, dessen pH-Wert für kurze Zeit auf sehr niedrige Werte absinkt. Während dieser Zeit macht sich das Ausscheiden der pathologischen Substanzen des Gewebes über Blut, Leber, Nieren und Haut als extrem schlechter, saurer Geruch bemerkbar.

Da Gewebeübersäuerung durchaus auch bei nicht an Krebs Erkrankten beobachtet wird, ja schon fast die Regel ist, ist es sicher von allgemeinem Interesse anzumerken, daß bei solcherart Betroffenen der Gleichstand der pH-Werte von Gewebe und Blut bereits nach zwei Wochen eintritt, zudem mit einer geringeren Tages-Dosis (3x2o Tropfen) von RMS oder durch schlichtes, aber konsequentes Fasten. Selbst ein dreiwöchiger, wirklich entspannender Urlaub mit Befolgen etwa der oben beschriebenen Diät entfaltet die gleiche Wirkung.

Ich kann bis jetzt nicht erklären, warum es gerade fünf (bzw. zwei) Wochen sind. Wie auch immer, nach diesen Fristen treten jedenfalls die gleichen Symptome auf: man fühlt sich schlecht, früher vorhandene Schmerz- und andere Symptome können wieder auftreten und dergleichen – und auch die Psyche leidet: der Patient ist gereizt, aggressiv und depressiv zugleich, mit einem Wort, er ist „stocksauer". Auf dem Höhepunkt dieser „Umstimmungsreaktion", die meist drei Tage dauert, stellt sich ein Gleichstand der pH-Werte von Gewebe und Blut ein, der vom Organismus so schnell wie möglich behoben werden muß, da sonst der Stoffwechsel nicht mehr funktioniert.

Ich erinnere an den bekannten Versuch aus Schulzeiten: in einem durch eine semipermeable Membran in zwei Hälften geteilten Gefäß befindet sich auf der einen Seite eine alkalische und auf der anderen eine saure Lösung. Es beginnt sofort ein Austausch der Flüssigkeiten und bald hat sich auf beiden Seiten der gleiche pH-Wert eingestellt. Nach dem gleichen Prinzip funktioniert der Stoffwechsel. Befände sich in beiden Hälften aber eine Flüssigkeit mit dem gleichen pH-Wert, so passiert nichts.

Die weiterhin zugeführte Rechtsmilchsäure sorgt schließlich für eine unproblematische und physiologische Wiederherstellung und Aufrechterhaltung eines Blut-pH-Werts von 7,4 und für einen dann darüber liegenden Gewebe-pH-Wert. Beim Krebs-Patienten ist eine bedeutsame Vorbedingung für weiteres Tumorwachstum entfallen: das saure Milieu. Nieren und Leber können ihre Entgiftungsfunktionen wieder in vollem Umfang wahrnehmen und damit die Basis schaffen, später anfallende Abbauprodukte eines malignen Tumors sicher zu entfernen. Und schließlich bewirkt die Rechtsmilchsäure auch die biologische Neutralisierung der toxischen Tumor-Linksmilchsäure zu nichttoxischer racemischer Form, was von entscheidender Bedeutung ist, da hierdurch der Anreiz zur Erhöhung der Zellteilungsrate entfällt.

Eine Normalisierung des Säure-Basen-Gleichgewichtes regt darüber hinaus die Produktion von Adrenalin an und verbessert seine Wirksamkeit, eine nicht minder bedeutsame Voraussetzung für gesunden (aeroben) Zellstoffwechsel.

### 16.3 Wiederherstellung der Adrenalin-Produktion

Da Adrenalinmangel im Zentrum der Krebsentstehung der hier vertretenen Hypothese steht, muß natürlich und vor allem versucht werden, die *Eigenproduktion* dieses Hormons wieder in Gang zu bringen. Dies geschieht am besten mit dafür geeigneten Zell- oder Organpräparaten (Regeneresen). Der scheinbar naheliegende Weg, einfach Adrenalin zu injizieren, muß aus zwei Gründen abgelehnt werden.

Erstens gibt es zur Zeit kein Depot-Adrenalin-Präparat, welches länger als eine halbe Stunde wirkt (die derzeit erhältlichen kreislaufwirksamen Epinephrin-Aufbereitungen wären daher ungeeignet).

Der zweite und entscheidende Grund aber ist, daß es nicht sinnvoll erscheint, Adrenalin zuzuführen – selbst wenn es in entsprechender Zubereitung zur Verfügung stünde. Denn man würde nur erreichen, daß die Eigenproduktion nach Absetzen des Präparates nicht nur nicht wieder reaktiviert würde, sondern jetzt total gelähmt wäre (vergleichbar den Verhältnissen bei Nebennierenrinden-Hormonen und Cortison). Und eine dauernde, also lebenslange Ersatzzufuhr von Adrenalin ist auch deswegen unangebracht, weil kaum ein anderes Hormon im Organismus sich so extrem den ständig wechselnden Gegebenheiten von Streß, Muskelarbeit, Anspannung und Ruhe anpassen muß wie gerade Adrenalin – diese Art von Flexibilität bei einem solch breiten Funktionsspektrum, wie es Adrenalin besitzt, läßt sich „von außen" nicht steuern.

Das Ziel muß also unter allen Umständen die Anregung der Eigenproduktion sein. Ich verfolge dies, wie ich zugeben muß, bis heute recht pragmatisch und auf etwas kompliziert anmutende, aber der Krankheit, die ja kein einfacher Husten ist, durchaus adäquate Weise, füge aber sogleich hinzu, daß der Erfolg diese Therapie, die eine plausible Hypothese zur Grundlage hat, rechtfertigt und das seit nunmehr schon Jahrzehnten.

### 16.4 Enzyme, Vitamine

Beim Zerfall von Tumorzellen, der von Anfang an, wenn möglich, durch Mikrowellen-Bestrahlung gefördert wird, ferner durch Injektionen, die die Sauerstoff-Utilisation erhöhen und durch Aushungern der malignen Zellen mittels der oben beschriebenen Diät, entstehen außer sauren Abfallprodukten zusätzlich großmolekulare Eiweißpartikel, die schwer zu eliminieren sind und oft zu den wohlbekannten toxischen, subfebrilen Temperaturen führen. Da dieses „Fieber" aber selten hoch genug ist, um eine wirklich zerstörende Wirkung auf die malignen Zellen ausüben zu können, schwächt es nur den Organismus ohne ihm zu helfen. (Es sollte aber auch bedacht werden, daß solche Symptome oft durch einen Mangel an Albumin hervorgerufen sein können, welches dann durch eine oder mehrere Infusionen ersetzt werden sollte).

Um also die Zerstörung dieser Partikel zu erleichtern, empfiehlt es sich, kombinierte Präparate von Verdauungsenzymen zu verordnen. Krebskranke leiden ohnehin meist an einem Mangel solcher Enzyme und durch die orale Applikation wird darüber hinaus noch die Aufschließung der Nahrung gefördert. Eine Zufuhr der Vitamine A, B und C ist ebenfalls zu empfehlen, wobei allerdings die Meinungen über die Zufuhr von $B_{12}$ geteilt sind (es gibt Arbeiten über eine tumorfördernde Wirkung von Vitamin $B_{12}$ und man sollte daher eine zusätzliche Zufuhr dieses Vitamins bis zu einer endgültigen wissenschaftlichen Klärung vermeiden). Es ist besser, die natürliche Bildung von Vitamin $B_{12}$ durch Sanierung der Darmflora und Regulierung der Magensekretion zu fördern. Dasselbe gilt für Folsäure. Nach eventueller Magen*resektion* (operative Teilentfernung) und nachgewiesenem Mangel sollten diese Präparate aber – nach Messung – durchaus zugeführt werden.

### 16.5 Sexualhormone

Sexualhormone können ebenfalls zur Therapie von Tumoren verwendet werden.

Bei Sexualhormon-*abhängigen* Neubildungen galt bisher allerdings die Vorstellung, daß Gaben der *gleich*geschlechtlichen Hormone schädlich sind; man versuchte sogar, die Eigenproduktion zu unterdrücken. Ich teile andererseits aber auch nicht unbedingt die aktuelle Meinung, daß die Gabe von *gegen*geschlechtlichen Hormonen zur Heilung von Sexualhormon-*abhängigen* Tumoren beitragen könnte, denn in den meisten Fällen befinden sich Krebs-Patienten im vorgerückten Alter, in dem man ohnehin schon weniger eigene Hormone produziert, ganz zu schweigen von einer eventuellen Überproduktion. Ferner sollte man nicht glauben, daß die Gabe gegengeschlechtlicher Hormone reaktionslos vom Organismus akzeptiert wird. Denn abgesehen von der *scheinbaren Unterdrückung* der meist kaum oder nicht mehr vorhandenen Produktion eigener Sexualhormone wird es zu einer Reaktion des Hypophysen-Vorderlappens kommen, *die dann gerade das zur Folge hat, was man verhindern will: eine starke Anregung der Produktion eigener Sexualhormone und* *eine noch größere Imbalance im Hormon-System.* Oft genug habe ich bei derartig therapierten Männern ein zu hohes Testosteron, respektive bei Frauen ein zu hohes Östrogen messen können.

Besonders zu bedenken ist aber bei der Gabe von gegengeschlechtlichen Hormonen der Eingriff in die Psyche der Patienten. Mir ist noch kein Mann begegnet, egal welcher Altersgruppe, der sich als Eunuch besonders wohlgefühlt hätte – Disstreß schlimmsten Grades und eine große Belastung für eine Partnerschaft ist die für den Krankheitsverlauf nicht gerade hilfreiche Folge. Frauen haben ähnliche Probleme und leiden unter Depressionen und Minderwertigkeitsgefühlen, wenn sie ihre Weiblichkeit verlieren.

Neuerdings setzt sich nun glücklicherweise die Meinung durch, die meiner eigenen Vorstellung immer entsprochen hat, daß auch Patientinnen mit Sexualhormon-*abhängigen* Tumoren eine leichte Substitution mit Östrogen und Gelbkörperhormonen in physiologischem Wechsel erhalten sollten, da Untersuchungen ergeben haben, daß damit die Lebenserwartung und die Lebensqualität drastisch verbessert werden konnte. Eine solche Therapie kann nicht nur die Psyche erheblich aufhellen, sondern auch als Anabolikum wirken und ist daher zusätzlich geeignet, die Bildung von Skelett-Metastasen hintan zu halten.

Bei Männern ist man leider noch nicht so weit, Testosteron-Ersatz für sinnvoll zu halten. Ich habe aber zumindest noch nie einen Schaden gesehen, wenn man den Patienten wenigstens ihr noch selbst produziertes Testosteron beläßt.

Selbstverständlich muß aber von einer Zufuhr gleichgeschlechtlicher Sexualhormone trotzdem abgesehen werden, wenn der vorhandene Tumor Rezeptoren dafür aufweist, weil dann das Tumorwachstum tatsächlich beschleunigt würde.

### 16.6 Schlußbetrachtung zur Therapie

Nicht alle Tumoren können natürlich mit dieser Therapie geheilt werden, aber alle Tumoren, die geheilt werden, werden entweder entzündlich – wie vordem beschrieben – abgebaut oder sie verschwinden einfach, ohne jedes größere Problem. Selten, aber immerhin manchmal, werden aus bösartigen Tumoren auch gutartige, die dann meist operabel sind.

Die hier dargestellte Therapie hat schließlich für den Patienten relativ große Vorteile, denn sie belastet ihn in aller Regel nicht, sieht man einmal von den drei Tagen der „Umstimmungsreaktion" ab. Sie ist weder schmerzhaft, noch führt sie zu Erbrechen, Appetitlosigkeit, Blasenblutungen oder anderen, von aggressiven Therapien wohlbekannten Schwierigkeiten.

Allerdings kostet sie Geduld und Zeit, die manche einfach nicht aufbringen können, sowohl Patient als auch behandelnder Arzt. Das gesprächsweise Einlassen auf die Nöte der Patienten, das bis zur regelrechten Psychotherapie reichen kann, ist aufwendig, kaum oder gar nicht gedeckt durch Versicherungsleistungen, was um so beklagenswerter erscheint, als Primärtherapien die anfallenden Kosten um ein Vielfaches übersteigen können bei doch relativ ungewissem Ausgang.

Kritische Zeitgenossen erkennen, daß dieser Therapie ein wirkliches und plausibles Konzept zugrunde liegt und somit, weit jenseits der Methode von Versuch und Irrtum, Behandlungsmotiv und -ziel immer klar sind. Sie basiert schließlich vor allem auf einer Sichtweise, die die *Entstehungsgeschichte von Krebs* nicht mehr ausspart, was dem einfachen Ansatz der noch so ambitionierten und perfektionierten Zerstörung von Tumorzellen ganz offensichtlich fremd ist. Sie will schließlich nicht in Opposition treten zu den bekannten Primärtherapien, sondern die sorgsam abwägenden Möglichkeiten einer Behandlung, die zum Erfolg führen sollen, erweitern. Wenn sie dann Operation, Bestrahlung oder Chemotherapie überflüssig macht, weil der Patient wirklich geheilt werden kann, umso besser.

### 16.7 Ausblick

Man kann zwei Aspekte des Krebsgeschehens unterscheiden: die Phase bis zur Entstehung der ersten Krebszellen (Präkanzerose) und die Phase der nachweisbaren Krebserkrankung. Diesen Gedanken folgend kann man

- eine Therapie entwickeln, die sich von der Krebs*entstehung* leiten lässt, oder

- eine Therapie, die bei den *entstandenen* Zellaberrationen, die heute relativ gut erforscht sind, ansetzt und dann versucht, diese zu beseitigen.

Wichtig ist natürlich beides, doch ist nicht zu übersehen, daß heute noch alle Primärtherapien den Focus auf den zweiten Aspekt richten, wobei folgerichtig die Ursachen für eine maligne Zellentartung in den Hintergrund treten. Es werden zwar hartes UV-Licht, Tabakrauch und dergleichen, kurzum: karzinogene Umweltfaktoren als potentielle Risiken identifiziert, aber ein *genauerer* Zusammenhang wird nicht erbracht derart, daß er einem Vergleich mit der Erforschung der Verhältnisse auf molekularer Ebene auch nur annähernd standhalten könnte. (Die Schädlichkeit von Tabakrauch ist ja nicht zwangsläufig und bleibt so lange „nur generell richtig", so lange man nicht auch die Gründe angeben kann, warum nicht *jeder* Raucher an Krebs erkrankt.)

Die hier vorgestellte Therapie folgt einem anderen Ansatz: im Zentrum steht die Krebs*entstehung* oder präziser, wie es dazu kommt, daß die natürlichen Abwehrmechanismen des Organismus gegenüber karzinogenen Einwirkungen *noch im Vorfeld der nachweisbaren Krebserkrankung* versagen. Dem liegt natürlich die Vorstellung zu Grunde, daß sich Krebs über einen längeren Zeitraum hin entwickelt. Hat man in dieser Hinsicht Fortschritte erzielt, dann konzentriert sich eine Therapie zuallererst auf die Wiederherstellung eben dieser natürlichen Abwehrmechanismen. Ich meine, daß die hier vorgebrachte Krebsentstehungs-Hypothese genau die Orientierung für eine solche Therapie bietet. Weil es mir aber angesichts des extrem hohen Aufwandes etwa von wissenschaftlichen Langzeitstudien u.ä. bisher nicht möglich war, die Hypothese theoretisch abschließend abzusichern, trägt sie an manchen Stellen den Charakter *empirisch gefundener Erkenntnisse*, was sie ja alleine deswegen nicht zu entwerten braucht, ganz im Gegenteil: ein geheilter Patient erfreut sich auch dann noch seiner wiederhergestellten Gesundheit, wenn nicht zugleich auch alle biochemischen Vorgänge „exakt", und das heißt hier auf molekularer Ebene, vollständig geklärt sind, die sowohl zur Krankheit als auch zur Heilung geführt haben. Es bleibt also die weitere Aufgabe, durch begleitende Labortests, die weit über das hinausgehen, was ich selbst seit Jahren praktiziere (neben den oben erwähnten üblichen Labor-Tests die Verlaufs-Kurven der Marker, die Adrenalin-Messung und – natürlich – bildgebende Verfahren), Hypothese und Therapie weiter zu untermauern.

Neuerdings schreitet ein Wissenschaftszweig voran, der mit Hilfe biochemischer Untersuchungen bisher noch nicht durch Labortests nachweisbare Zusammenhänge zwischen Zentralnervensystem und vegetativem Nervensystem und den Hormonen aufdeckt und messbar macht. Ein biochemisches Institut in London[28] hat sich u.a. der hier diskutierten Krebsentstehungs-Hypothese angenommen und bei immerhin einhundert Krebs-Patienten, die nicht zu *meinem* Patientenkreis gehören, zunächst Adrenalin-Messungen vorgenommen, deren Resultate allesamt die Hypothese untermauern. Dies bestätigt zwar erst einmal nur meine eigenen Erfahrungen bzw. Messergebnisse, aber die Folge war ein gesteigertes Interesse an der Hypothese. Nach weiteren biochemischen Untersuchungen zeigten sich an Krebskranken hochinteressante krankheitsspezifische Veränderungen der Neurotransmitter sowie ihrer Vorstufen, Metaboliten, Derivate und Toxine, die wahrscheinlich eine veränderte Sicht des Krebsgeschehens im Sinne meiner Vorstellungen, wie weiter oben bereits beschrieben, ergeben könnten und nicht zuletzt auch eine genauere Therapie-Verlaufs-Kontrolle möglich machen würden. Einmal als wichtig erkannt, könnten darüber hinaus solche Messparameter in entsprechend modifizierter Form die Grundlage für Langzeitstudien der Krebs*entstehungs*-Phase bilden und die Zusammenhänge auf höherer Ebene (Hormone, Immunlage, Säure-Basen-Haushalt) weiter biochemisch aufklären helfen. Damit wäre zugleich der Blick von der einzelnen Krebszelle mehr in Richtung auf das Gesamtsystem „lebender Organismus" gelenkt.

Denn eines scheint sicher: nur in einem aus der Balance geratenen Biosystem können Dinge geschehen, wie wir sie heute von den malignen Veränderungen kennen – nicht korrigierte Genmutationen, Chromosomenbrüche, überaktive Onkogene und deaktivierte Tumorsuppressorgene, inaktive Mastergene und Aneuploidie.

## 17. Kann man sich vor Krebs schützen?

Die Primärtherapien gehen auf direktem Wege Tumore an, also die manifest gewordenen Folgen einer Erkrankung, die sich lange vorher über unterschiedliche Stadien entwickelt hat. Zumindest Operation und Bestrahlung sind Palliativ-Maßnahmen. Es ist strenggenommen ein Kurieren an Symptomen, die Angst vor Rezidiven z.B. nach vorerst erfolgreicher Operation ist Beleg dafür. Wenn man aber nach den Ursachen der Krebsentstehung fragt und diese Ursachen, wie ich meine, gefunden hat, wird man in der Therapie andere Wege verfolgen – in diesem Buch war vielfach die Rede davon. Natürlich kann man schnell sagen: ich schütze mich vor Krebs, wenn ich all die beschriebenen Ursachen vermeide. Das ist aber leicht gesagt.

Wenn man noch weiter in der Kausalkette zurückgeht, also die *Umstände* der in diesem Buch erörterten Ursachen der Krebsentstehung betrachtet, dann ist man schnell bei Gesellschaftskritik. Denn die Möglichkeiten des Einzelnen, krankmachenden Ursachen aus dem Weg zu gehen, sind vielfach eingeschränkt. Wir leben in einer Gesellschaft mit vielfältigen Zwängen. Hierarchische Strukturen in der Berufswelt mit ihren spezifischen zwischenmenschlichen und  gruppendynamischen Verhaltensweisen erzeugen oft hohe psychische Belastungen (Leistungs- und Konkurrenzdruck, ausbleibende Anerkennung, Mobbing). Nervenzehrende Verkehrsstaus in krebserregender Atemluft sind immer häufiger, ebenso Lärm wo man Urlaubsruhe sucht, Hetze beim Verzehr von *junk food*, Ärger mit dem rasenmähenden Nachbarn, dem geldhungrigen Finanzamt oder der schlampigen Autowerkstatt usw. – fast unvermeidbare Stressoren als ständige Begleiter in einer modernen Lebenswelt, um nur ein paar einfache Beispiele zu nennen. Und kaum eine Möglichkeit zu gesundem, physiologischem Streßabbau – statt dessen Betäubung durch die Angebote der Freizeit- und Spaßindustrie in verschandelter Landschaft.

Die Frage also *Kann man sich vor Krebs schützen?* ist letzten Endes die Frage nach einer unserer Natur entsprechenden Lebensweise, die zudem nicht überlagert werden will von Unsicherheit und permanenter Sorge, das Richtige und Nützliche zu tun und das Falsche und Schädliche zu unterlassen. In diesem Stadium der „paradiesischen Unschuld" befinden wir uns aber nicht (mehr).

Der zivilisierte Mensch von heute muß seine nach langer Evolution erworbene genetische Ausstattung in Einklang bringen mit äußeren Gegebenheiten, die sich erst jüngst zivilisatorisch und kulturell in wesentlich kürzerer Zeit entwickelt haben und sich so rasch wie nie zuvor in der Menschheitsgeschichte weiter, oft gravierend verändern. Wir dürfen nicht vergessen, daß der *homo sapiens* das vorläufige Ergebnis einer Jahrmillionen zurückreichenden Phylogenese ist, mit Eigenschaften, die sich nach dieser überaus langen Entwicklungszeit als vorteilhaft herausgestellt haben, sich aber in einer modernen, hochtechnisierten Zivilisation, die sich in vergleichsweise äußerst kurzen Zyklen immer wieder gewandelt hat, neu bewähren müssen. *Biologische* Evolution und *sozio-kulturelle* Evolution laufen gewissermaßen extrem asynchron. Eine Folge davon ist, daß wir heute Verhaltensweisen an den Tag legen, freiwillig oder unfreiwillig, mit der „die Natur nicht gerechnet hat", obschon die uns mitgegebenen Selbstbehauptungs- und Überlebensstrategien von großer Flexibilität sind. Ein Bewegungsapparat mit kompliziertem Blutkreislauf, feinen Nervenverbindungen, hochleistungsfähigen Gelenken, Sehnen und Muskeln steht in augenfälligem Gegensatz zu den Erfordernissen eines Tagesablaufs, der autositzend im smogverseuchten Verkehrschaos beginnt, sich auf Rolltreppen und Aufzügen bis zum Bürostuhl fortsetzt und in dieser Reihenfolge rückwärts, nach permanentem Trommelfeuer der unterschiedlichsten Stressoren ohne Möglichkeit der Abreaktion, endlich rauchend auf dem Sofa vor dem Fernseher endet, dessen meist ödes Programm uns in einen ungesunden Halbschlaf versetzt.

Um nicht mißverstanden zu werden: Kulturpessimismus führt nicht sehr weit und gesellschafts- und konsumüberdrüssiger Eskapismus wäre zu einfach, abgesehen davon, daß dies für die Mehrzahl der Menschen schlichtweg nicht möglich ist – fröhliche Weltflucht kann sich nur eine verschwindend kleine Minderheit leisten. Wir anderen müssen uns stellen. Wir leben nun mal in der Moderne mit all ihren Errungenschaften, die uns lieb und teuer sind und das Leben doch enorm erleichtert haben – aber die auch enorm viele neue Probleme aufgeworfen haben, und wir sind mittlerweile drauf und dran, die Grundlagen unserer Existenz zu gefährden. Während wir verändernd eingreifen, erkennen wir – hoffentlich – zugleich, daß uns damit Verantwortung zufällt, die uns umso bedrängender bewußt wird, je tiefer wir uns einlassen. Fast jedem ist mittlerweile der Zusammenhang von (inzwischen bei uns verbotenem) Fluorchlorkohlenwasserstoff (FCKW), Ozonschichtzerstörung und schwarzem Hautkrebs bekannt oder von klimaverändernden Abgasen unserer Autos und Heizungen, die Karzinogene enthalten. Und wenn wir aus dem seit je pflanzenfressenden Rindvieh einen Kannibalen machen, indem wir ihm ahnungslos sein eigenes Tiermehl verfüttern, belehrt uns die Natur auf wahrlich dramatische Weise eines besseren. Selbst wo wir offensichtlich nur Gutes zu tun glauben, wird es manchmal problematisch: wir leisten dem Immunsystem im wort-wörtlichen Sinne Schützenhilfe (z.B. mittels Impfungen, Antibiotika) und lernen dabei, daß dieses unglaublich raffiniert zu Werke geht, weil es einem spiegelbildlich ebenso unglaublich raffinierten Gegner gegenübersteht, der um gefährliche Mutanten nicht verlegen ist. Die zunehmende Resistenz vieler Bakterien gegenüber künstlichen Antibiotika z.B. zeugt davon und läßt erahnen, welche Herausforderungen auf diesem Gebiet noch zu bestehen sein werden.

> Es scheint, als seien uns die heimischen Honigbienen in dieser Hinsicht überlegen. Seit je sammeln sie Pflanzenharze, die, als Grundstoff dienend, im Bienenstock zu *Propolis* verarbeitet werden, einem äußerst wirksamen natürlichen Antibiotikum mit pilzabtötenden Eigenschaften, gegenüber dem Bakterien (und selbst Viren) keine Resistenz entwickeln können. Die Bienen überziehen z.B. den Bienenstock von innen mit einer dünnen Schicht *Propolis* zum Schutz vor möglichen Infektionen. Sogar totgestochene Eindringlinge wie Mäuse werden mit Propolis regelrecht einbalsamiert, um keine Infektionsherde entstehen zu lassen. Der schlaue Imker bedient sich dieses Antibiotikum-Angebots der Natur-Apotheke und legt Gitter im Bienenstock aus, die auch prompt von den fleißigen, aber ahnungslosen Bienen mit *Propolis* überzogen werden, das dann abgeschabt werden kann. (Damit keine „Natur-Romantik" aufkommt: wer also war wem „überlegen"?)

Uns wird klar, daß sich in der Natur seit sehr langer Zeit labile Gleichgewichte eingependelt haben, die wir, zuerst vielleicht unbewußt, dann gar bewußt und oftmals irreversibel zerstört haben. Vieles ist aus dem Lot – und für einiges zahlen wir den Preis. Zum Glück wird nicht jeder gleich krebskrank, die Zunahme der Tumorerkrankungen ist aber unübersehbar. Ich will mich als Ärztin nicht zu weit weg von meinem eigentlichen Fachgebiet begeben und deshalb die Dinge nur grob und sicher unvollständig umreißen und es dabei belassen.

Heißt das nun, daß wir im Grunde hilflos unserem Schicksal ausgeliefert sind und eigentlich nur noch warten können, ob und wann wir „unseren Krebs" erleben? Natürlich nicht. Ein Sarkasmus lautet, jeder würde einmal Krebs bekommen, wenn er nur lang genug leben würde. Wie lang ist *lang*? Das könnte man auch vom Tod durch Blitzschlag sagen oder anderen letalen Ereignissen. Darum geht es also nicht. Es gibt leider auch immer mehr junge Krebs-Patienten. Der muntere Hundertjährige, der niemals an Krebs erkrankt ist, hat vielleicht viel Glück gehabt; es war aber sicher nicht sein Unwissen über Krebsentstehung, das ihn vor der schrecklichen Krankheit bewahrt hat. *Mehr* Wissen über Zusammenhänge schadet nicht, *weniger* kann fatal sein. Auch deshalb habe ich dieses Büchlein geschrieben.

Ich glaube daher, wir können zuversichtlich sein, da doch vieles immer besser verstanden wird und man daraus Konsequenzen ziehen kann – ja muß. Denn eine andere Wahl haben wir nicht.

Das dem Buch vorangestellte Motto erhält so eine besondere Bedeutung und es sei hier wiederholt, damit der Kreis sich schließt:

*Wer das Ziel kennt, kann entscheiden,*
*Wer entscheidet, findet Ruhe,*
*Wer Ruhe findet, ist sicher,*
*Wer sicher ist, kann überlegen,*
*Wer überlegt, kann verbessern...*
*Konfuzius*

## 18. Eine Auswahl geheilter Fälle

(Die Personennamen wurden abgekürzt, um Anonymität zu wahren. Angaben zur Gegenwart (z.b. „heute") beziehen sich auf das Jahr 2003).

### Fall 1

*Gertrud S.,* geb. 1921. Im April 1964 Radium-Einlagen wegen eines inoperablen, in das linke Parametrium infiltrierten Zervix-Karzinoms, gute Rückbildung, im August 1966 Beckenwandrezidiv, Aufklärung des Ehemannes darüber, daß die Patientin höchstens noch bis Weihnachten zu leben hätte. Blutige Sekretion aus dem Krater, der sich an Stelle des bestrahlten Zervix-Karzinoms gebildet hat. Beginn der üblichen Behandlung, nach drei Monaten Untersuchung beim Gynäkologen: vollkommene Rückbildung des Infiltrates, rechte Adnexe frei, in der linken Adnexe kleinfingerdicke narbige Veränderung. Patientin lebte bis 1982 völlig gesund, verstorben wegen anderer, nicht mit Krebs zusammenhängender Ursache.

### Fall 2

*Wolf Dieter L.,* geb. 1928. Im August 1969 Operation wegen eines Spindelzell-Sarkoms der Haut über dem Sternum, drei Monate nach operativer Entfernung. Auftreten eines Rezidivs mit Achsellymphknoten, die metastatisch befallen waren. Behandlung in üblicher Weise ca. acht Monate lang, danach Rückgang der Lymphknotenschwellungen und des Rezidivs. Patient lebt bis heute und ist gesund.

### Fall 3

*Christine K.,* geb. 1915. 1968 Operation eines Zervix-Karzinoms (radikal), Patientin kommt im März 1977 wegen generalisierter Knochenmetastasierung (röntgenologisch und histologisch nachgewiesen) in meine Behandlung, wird drei Monate bei mir in der üblichen Weise und weitere sieben Monate durch ihren Hausarzt behandelt, bricht dann die Behandlung ab, nachdem weder röntgenologisch noch klinisch irgendwelche Restzustände der Metastasierung nachweisbar sind. Patientin lebte bis 2oo1, war völlig gesund, kümmerte sich um ihren pflegebedürftigen Mann und übte ihren Beruf als Schneiderin aus. Verstorben also mit 86 Jahren.

**Fall 4**

*Rosel H.*, geb. 1913. Im September1978, nachdem sich bei der von mir durchgeführten gynäkologischen Untersuchung ein riesiger Ovarialtumor herausgestellt hatte, operative Entfernung eines handballgroßen, teils zystischen, teils soliden Adnextumors, von links ausgehend, Einmauerung des gesamten linken Ureters, pertitoneale Aussaat, Wandmetastasen im Bereich des linken Beckens, histologische Diagnose: papilläres Karzinom, vom linken Ovar ausgehend, welches stellenweise dysgerminomartige Differenzierung aufweist. Der Ehemann der Patientin wird darüber aufgeklärt, daß keine Chance für eine Besserung oder Heilung besteht und die Lebenserwartung ca. drei Monate beträgt. Beginn der Behandlung in üblicher Weise bei mir, völlig komplikationsloser Verlauf, die Patientin ist bis heute gesund, versorgt ihren Haushalt, macht Spaziergänge und hat keinerlei Beschwerden außer einem Tinnitus.

**Fall 5**

*Adolf G.*, geb. 1958. Wird im August 1970, also mit zwölf Jahren wegen eines Astrozytoms Grad II des Halsmarks zwischen C II und IV operiert, postoperative Parese des rechten Armes, September 1971 Rezidivoperation, November 1971 Entlastungsoperation, da Tumor inzwischen inoperabel geworden ist, mittels Laminektomie, in diesem Zustand Übernahme des Patienten. Es bestehen spastische Lähmung aller Extremitäten, der Patient ist völlig hilflos, muß gefüttert und gewickelt werden, damals ausgesprochene Lebenserwartung des Operateurs: drei Wochen. Behandlung in der üblichen Weise bis März 1972, danach ist der Patient wieder in der Lage, seine Arme völlig frei zu bewegen, selbst zu essen und sich anzuziehen, als Restzustand besteht noch eine Peronaeusparese beiderseits, die den Patienten zwingt, mit Krücken zu gehen. Er besucht daraufhin die Schule und bildet sich zum Industriekaufmann aus. 1977 wird gegen meinen Willen unter der Annahme, daß ein Geschwulstrezidiv vorliegt, da der Patient über neuerliche Schmerzen im Halsmarkbereich klagt, eine Nachoperation durchgeführt, bei der sich lediglich ein erbsengroßer Geschwulstrest mit grobscholliger Verkalkung findet. Seitdem ist der Patient wieder an den unteren Extremitäten spastisch gelähmt und muß im Rollstuhl sitzen, ist jedoch ansonsten bis heute gesund, lebt in Graz.

### Fall 6

*Ursula R.,* geb. 1930. Juli 1997 nicht operiertes oder anders therapiertes Mamma-Karzinom links (Adeno-Karzinom). Behandlung bei mir in üblicher Weise. Patientin ist bei jährlicher Kontrolle bis heute gesund und befindet sich mit ihrem Lebensgefährten ständig auf anstrengenden Abenteuer-Reisen.

### Fall 7

*Swetlana M.-W.,* geb. 1966. Juni 1992 Operation wegen Kysto-Karzinom rechtes Ovar, April 1995 riesiger Rezidiv-Tumor des Peritonaeums, inoperabel. Beginn der üblichen Therapie, rascher Rückgang des Tumors, der aber nach einem Jahr wieder in fast alter Größe tastbar ist. Jetzt aber operabel. Es findet sich ein völlig abgekapselter Tumor, Peritonaeum frei von Metastasen, Histologie des Tumors: gutartiges Kystom. Patientin ist bis heute gesund.

### Fall 8

*Georg E.,* geb. 1928. September 1983 Feststellung eines Blasen-Karzinoms. Behandlung in Universitäts-Klinik  mit cytostatischen Blasen-Spülungen, nach sechs Rezidiven Behandlung bei mir. Auch nach meiner Therapie fünf Rezidive, und schließlich nun nach mehrfachem Wechsel der biologischen Maßnahmen seit 1987 bis heute gesund.

### Fall 9

*Manfred B.,* geb. 1935. September 1971 Feststellung und Operation eines Hoden-Teratoms. Biologische Nachbehandlung in der Zabel-Klinik Bad Salzuflen. August 1981 Lymphknoten-

Metastasen, Operation, anschließend Nachbehandlung bei mir. Patient ist bis heute gesund und hat Kinder.

**Fall 10**

*Matthias H.,* geb. 1959. 1997 Operation eines Platten-Epithel-Karzinoms der Zunge. 1998 Rezidiv mit Lymphknoten-Metastasen. Übliche Behandlung bei mir, bis heute gesund und beschwerdefrei.

## 19. Glossar

(Stichworte zum Teil unter Zuhilfenahme des *Roche Lexikon der Medizin* und anderer Quellen, die alle im Internet allgemein zugänglich sind.)

| | |
|---|---|
| ACTH | adrenocorticotropes Hormon; ruft zusammen mit Adrenalin, Noradrenalin, Glucagon eine Lipolyse hervor. |
| Adrenalin | Hormon; auch Epinephrin genannt; chemisch: Dioxyphenyl-ethanol-methylamin; gebildet in Zellen des Nebennierenmarks und den sympathischen Nervenzellen; auch Streß-Hormon genannt. |
| Albumin | gut wasserlöslicher, stark hydratisierter, schwer aussalzbarer, kohlenhydratfreier Eiweißkörper. |
| Aneuploidie | Chromosomen-Aberrationen in Krebszellen wie Abweichungen der Anzahl ganzer Chromosomen, aber auch Chromosomenbrüche wie fehlende, zusätzliche oder vertauschte DNA-Fragmente. |
| Atheromatose | degenerative Veränderungen der Innenschicht der Arterien bei Atherosklerose, einer Bindegewebswucherung, die zu Verhärtung und Verdickung der inneren Schichten der Arterienwand führt. |
| ATP | Adenosintriphosphat; wichtigster molekularer Energiespeicher („Energiewährung") der Zelle. |
| Atrophie | Gewebsschwund infolge Mangelernährung der Gewebe oder allgemein bei Störung des Gleichgewichts zwischen auf- u. abbauenden Stoffwechselprozessen zugunsten letzterer. |
| atrophisch | Eigenschaft von einer Atrophie hervorgerufen. |
| Cytologie | wissenschaftliche Erforschung der Zellen. |
| cytostatisch | Wirkung von Substanzen, die den Eintritt der Kern- und/oder Plasmateilung bei Zellen verhindern oder erheblich verzögern oder unterbrechen und stören. |
| DNS, engl. *DNA* | Desoxyribonukleinsäure, engl. *deoxyribo nucleic acid*; molekularer Träger der Erbinformation. |
| ektodermal | zum Ektoderm gehörend. |
| Ektoderm | äußeres Keimblatt des Embryoblasten der Säuger und des Menschen; aus ihm geht die Anlage des |

| | Zentralnervensystems und der Sinnesorgane hervor. |
|---|---|
| ektopisch | nicht an typischer Stelle liegend. |
| Elektrophorese | Wanderung elektrisch geladener Teilchen in flüssigen Medien im möglichst homogenen elektrischen Feld. |
| Endometrium | faltenlose Schleimhaut der Gebärmutter. |
| Erythropoetin | in der Niere gebildetes Hormon, das die Bildung von Erythrozyten anregt; es wird bei Sauerstoffmangel im Gewebe der Niere vermehrt ausgeschüttet, z.b. bei bestimmten Anämien oder bei Aufenthalt im Hochgebirge. |
| Erythrozyten | rote Blutkörperchen; kernlose Zellen mit hochspezialisiertem anaerobem Stoffwechsel. |
| Gärung | allgemeine Bezeichnung für Formen des anaeroben Stoffwechsels mit dem Endprodukt ATP. |
| γ-GT | Gamma-Glutamin-Transferase, ein Enzym, welches den Zerfall von Zellen anzeigt; erhöht bei Hepatitis, Herzinfarkt u. a. und eben auch beim Zerfall von Karzinomzellen; wird gebildet in Niere, Leber und Pankreas. |
| Globulin | Sammelbezeichnung für eine Gruppe etwa kugelförmiger (globulärer), in physiologischen Salzlösungen gut löslicher Eiweiße, zu denen die meisten Proteine in Zellen und Körperflüssigkeiten gehören. |
| Granulozyten | weiße Blutzellen (Leukozyten), die der Infektionsabwehr dienen. |
| Hormon | Überträger- oder Botenstoff, der schon in winzigsten Mengen, d.h. im Mikrogramm-Bereich, an einem Erfolgsorgan eine nachhaltige und starke Steuerwirkung entfalten kann; Beispiele sind Adrenalin, Insulin, Cortison, Glucagon, Östrogen, Testosteron u.a.. |
| Hyaluronidase | Enzym, das Hyaluronsäure u.a. spaltet, d.h. depolymerisiert; bewirkt Strukturauflockerung von Binde- und Stützgeweben und erleichtert den Flüssig- |

|  |  |
|---|---|
|  | keitsaustausch zwischen Geweben und dem Gefäßsystem; fördert die Ausbreitung von Fremdsubstanzen; resorptionsfördernder Zusatz zu Infusions- und Injektionspräparaten; die Wirkung wird gehemmt z.B. durch Adrenalin. |
| Hyaluronsäure | saures, hochviskoses, stark wasserbindendes Glykosaminoglykan; kommt im Organismus in der Grundsubstanz des Bindegewebes, in der Gelenkschmiere, Nabelschnur, Haut und im Glaskörper vor; ferner in hämolytischen Streptokokken; ihr Abbau erfolgt durch Hyaluronidase u.a.; sie reguliert die Zellpermeabilität, ist Gleitsubstanz, verhindert das Eindringen infektiöser Keime. |
| Hypertonie | Erhöhung eines Drucks oder einer Spannung über die Norm; insbesondere Bluthochdruck. |
| Hypotonie | Erniedrigung einer Spannung oder eines Drucks unter die Norm; insbesondere Absinken des arteriellen Blutdrucks. |
| Hypophyse | etwa haselkerngroße, von einer Bindegewebskapsel umschlossene Hirnanhangdrüse am Boden des Zwischenhirns. |
| Hypothalamus | Teil des Zwischenhirns unterhalb des Thalamus; ist durch seine Kerne wirksam als zentrales Regulationsorgan der vegetativen Funktionen, wie Nahrungs- und Wasseraufnahme, Kreislauf, Körpertemperatur, Sexualität, Schlaf. |
| Insulin | Hormon; reguliert gemeinsam mit Glucagon, Adrenalin und Somatostatin den Stoffwechsel der Kohlenhydrate; gebildet in der Bauchspeicheldrüse senkt es den Blutzucker-Spiegel und spielt darum bei der Diabetes die entscheidende Rolle. |
| Invertose | optisch linksdrehendes Gemisch von gleichen Teilen aus Trauben- und Fruchtzucker; Hauptbestandteil des Honigs. |
| kachektisch | auszehrend; siehe Kachexie. |
| Kachexie | umgangssprachlich Auszehrung genannt; Atrophie des Organismus infolge tiefgreifender Störung aller |

| | |
|---|---|
| | Organfunktionen; starke Abmagerung, Kräfteverfall, Appetitlosigkeit, Apathie sind die Begleiterscheinungen; im Zusammenhang mit der Buchthematik spricht man auch von Tumorkachexie. |
| Lactose | Milchzucker. |
| LATS | engl. *long-acting thyroid stimulator* Serum-γ-Globulin (Typ IgG), das bei immunogener Hyperthyreose und – sehr selten – bei HASHIMOTO Thyreoiditis vorkommt; engl. *thyroid gland* Schilddrüse. |
| LDH | Lactat-Dehydrogenase, cytoplasmatisches Enzym. |
| Lipolyse | Fettabbau durch Mobilisierung körpereigener Fettbestände. |
| lipolytisch | fettabbauend. |
| luteinisierend | luteinisierendes Hormon; ein hypophysäres Genadotropin, das bei Frauen zur Follikelreifung und Auslösung der Ovulation führt. Bei Männern stimuliert dieses Hormon die Hodenzwischenzellen und reguliert die Androgenbiosynthese des Hodens. |
| Lysosom | von einfacher Elementarmembran (Lipoproteine) umgebene Zellorganellen, die reichlich Hydrolasen enthalten; Ort der intrazellulären Verdauung von Kernsäuren, Glykogen, Proteinen, Glykosaminoglykanen, Lipiden. |
| Makrophage | umgangssprachlich Freßzelle; langlebige, aus Blutmonozyten hervorgehende, beweglichen Zellen mit einer Schlüsselfunktion bei der humoralen Immunantwort. |
| Metabolismus | Stoffwechsel; Umschlag von zu Arbeitsleistung befähigter Energie. |
| Mitochondrien | Organellen im Cytoplasma von Eukaryonten; Zentrum der ATP-Produktion durch Phosphorylierung. |
| Mykoplasmen | Arten der Gattung Mycoplasma, die in der mikrobiologischen Klassifizierung zwischen Bakterien und Viren stehen; besitzen keine Zellwand. |

| | |
|---|---|
| Nekrose | lokaler Gewebstod in einem lebenden Organismus als schwerste Folge einer lokalen Stoffwechselstörung, z.B. infolge Sauerstoffmangel. |
| nekrotisch | siehe Nekrose. |
| Noradrenalin | Hormon; auch Norepinephrin genannt; unterscheidet sich chemisch nur durch eine Methylgruppe von Adrenalin, seine Wirkungen sind jedoch zum Teil schwächer oder gar entgegengesetzt; auch Streß-Hormon genannt. |
| palpatorisch | Körperoberfläche oder Körperhöhlen abtastend, besonders der Schilddrüse, der regionalen Lymphknoten, des Abdomens usw., im Zusammenhang der Buchthematik von Tumoren und Metastasen. |
| paraneoplastisch | von einem Tumor oder seinen Metastasen auf humoralem Weg ausgehende Fernwirkung; die paraneoplastisch gebildeten Hormone und hormonartig wirkenden Peptiden bewirken metabolische oder degenerative Veränderungen an den jeweiligen ansprechbaren Organen. Bsp.: Thrombosen bei Pankreas-Karzinom, Hyperkalzämie bei Urogenital-Karzinom. |
| pH-Wert | gibt die Stärke von Säuren und Basen an auf einer Skala von 0 bis 14, mit Neutralpunkt 7 für Wasser. |
| Phosphatase(n) | Hydrolasen (hydrolytisch spaltende Enzyme), die organische Phosphorsäureester unter Freisetzung von Phosphat und Alkohol aufspalten; alkalische P. (AP) sind in Zellen und Körperflüssigkeiten verbreitet. |
| Phosphorylierung | Veresterung von Ortho- oder Pyrophosphorsäure mit OH-Gruppen enthaltenden organischen Verbindungen (Kohlenhydrate, Nucleotide usw.). |
| Propolis | gehört zu den wirksamsten natürlichen Antibiotika; von Honigbienen werden Pflanzenharze gesammelt, in den Stock gebracht und zu P. verarbeitet. |
| racemisch | Gemisch aus gleichen Anteilen von optisch links- und rechtsdrehenden Verbindungen, sog. optischen Antipoden. |

| | |
|---|---|
| Retro-Viren | RNA-Viren mit der Eigenschaft, ihr Genom in die Zellkern-DNA einer infizierten Wirtszelle einzuschleusen, über längere Zeit (Jahre) dort zu verbergen, um die Zelle schließlich umzuwandeln und am Ende zu zerstören. |
| Serotonin | Gewebehormon, als Neurotransmitter wirksam. |
| Sorbit | Süßstoff für Diabetiker geeignet; wird im Stoffwechsel aus Glukose gebildet und zu Fructose umgesetzt. |
| Sympathikotonie | dauerhafte Verschiebung des vegetativen Gleichgewichts zugunsten des Sympathikus, also eine erhöhte Erregbarkeit des sympathischen Systems. |
| Thrombozyten | kernlose Zellen mit wesentlicher Funktion bei der Blutgerinnung; Abbau erfolgt in der Milz. |
| thyreotrop | die Schilddrüse(nfunktion) stimulierend; z.B. das thyreotrope Hormon (Thyreotropin); |
| Tonus | Spannung; Spannungs- bzw. Erregungszustand eines Gewebes, Muskels, des Blutgefäßsystems, des vegetativen Nervensystems. |
| Ulcus | Geschwür; aus einer örtlichen Ursache oder aus einer Allgemeinerkrankung resultierender Substanzverlust der Haut oder der Schleimhaut, der im allgemeinen nach Demarkation und Abstoßung des bestehenden nekrotischen Gewebes narbig abheilt. |
| Vagotonie | auch Parasympathikotonie genannt; dauerhafte Verschiebung des vegetativen Gleichgewichts zugunsten des Parasympathikus, also eine erhöhte Erregbarkeit des parasympathischen Systems; |

## 20. Quellennachweis

(Einige wenige Angaben beziehen sich auf persönliche Korrespondenzen, Diskussionen oder Gespräche, die nicht mehr genau datiert werden können.)

1   Der Brite *Francis Crick* entdeckte zusammen mit dem Amerikaner *James Watson* am 28. Februar 1953 im englischen Cambridge die Doppelhelix-Struktur der Erbsubstanz DNA. Erst zwanzig Jahre später veröffentlichte Watson sein berühmt gewordenes Buch Die Doppelhelix.

2   nach *Ernst Mayr*, Das ist Biologie, Die Wissenschaft des Lebens, Spektrum Akad. Verl. 2000. Hauptwerk ist *Systematics and the Origin of Species,* 1942. *Mayr* gilt als der weltweit bedeutendste Evolutionsbiologe der Gegenwart. Wesentliche Beiträge zur Verbindung von Darwinismus und moderner Genetik. Die Universität Harvard, wo er viele Jahre lehrte, hat der Bibliothek des Departments für Vergleichende Zoologie den Namen "Ernst-Mayr-Bibliothek" gegeben, eine seltene Ehre.

3   nach *A. Maier*, Historiker, 1938.

4   vgl. *Christoph A. Klein*, Institut für Immunologie der Universität München, 2003.

5   vgl. *A. von Metzler* und *C. Nitsch*, Max Planck Institut für Hirnforschung Frankfurt, Naturwissenschaften 10, 1985.

6   nach *Manfred Eigen*, Stufen zum Leben, Die frühe Evolution im Visier der Molekularbiologie, Piper, München Zürich, 1987.

7   vgl. auch *William J. Schopf*, Die Evolution der ersten Zellen, Spektrum der Wissenschaften, Evolution, 1988.

8   vgl. *Seeger*.

9   vgl. *Sir Gustav J. V. Nossal*, Das Immunsystem, Die Erforschung des Abwehrsystems, seiner Rolle bei Leben, Krankheit und Tod, vermittelt einen wissenschaftlichen Rahmen, die Funktionsweise des Organismus als Ganzes zu verstehen, Spektrum der Wissenschaft, Spezial 2, 1997.

10  siehe dazu auch *Charles A. Janeway, Paul Travers, Mark Walport, Mark Shlomchik*, Immunologie, Spektrum-Verlag, Heidelberg Berlin, 2002.

11 vgl. *H. P. Kluza, A. J. Moritz*, Münchener med. Wochenschrift, 1985.

12 vgl. *Rosenberg*, Online-Ausgabe der Zeitschrift *Science*, September, 2002.

13 vgl. *Berger*, Deutsches Krebsforschungs-Institut Heidelberg, 1982.

14 vgl. *Labhardt*, Klinik der Inneren Sekretion, 2. Aufl., 1971.

15 vgl. Deutsche Medizinische Wochenschrift, 50/1982.

16 vgl. *Berger*, Deutsches Krebsforschungs-Institut Heidelberg, Selecta,1982.

17 vgl. *Weiß*, Leipzig, Vortrag auf dem Krebskongress in Baden-Baden, 1976.

18 vgl. *Frederic Vester*, Phänomen Streß, Wo liegt sein Ursprung, warum ist er lebenswichtig, wodurch ist er entartet? Deutscher Taschenbuch Verlag, München, 2003.

19 vgl. *Tausk*.

20 vgl. *Schulze*, Marburg.

21 vgl. *Aschoff, Szylvay, Seeger*.

22 vgl. *Warburg, Seeger*.

23 siehe dazu *Karin Ahlberg* in The Lancet, Juni 2003.

24 siehe Frankfurter Allgemeine Zeitung 17.6.2003.

25 siehe *Hans Selye*, Streß – mein Leben, Kindler Verlag, München, 1979.

26 vgl. *Jäger* in Münchner Medizinische Wochenschrift, Nr. 125, 1983.

27 siehe dazu *C. G. Jung*, Psychologische Typen, 1921.

28 vgl. *O. Galkina*, Institut Neurotech, London, 2003